◆希望の最新医療◆

第一の肺癌治療

早期発見・チーム医療・ロボット手術・肺移植・話題の新薬まで

桜の花出版 取材班

はじめに

国立がん研究センターによると、日本人が最も多く罹《かか》る癌が肺癌で、２０１６年の統計予測では、日本人の７万７３００人が肺癌で死亡すると予想されている。

手術には、大きくわけて「拡大手術」と「縮小手術」の二つがある。拡大手術とは、転移などの可能性を考え、臓器を大きく切り取るものである。縮小手術とは可能な限り臓器を残し、身体の負担を少なくするものである。

肺癌の拡大手術では、転移している「可能性があるから」という理由で肺の三分の一以上が切り取られてしまう。何割とは特定できないが、もしかしたらかなりの人は転移していないかもしれない。最悪の可能性があるからと、大半が切除されてしまう現実は厳しい。それによって一生の生活の質を著しく落とすことになるからだ。

しかし、切除しなければ、転移して命を落とす公算が大きい。

患者にとって極めてシビアな選択である。確実に何割かは、転移していないかもしれない。しかし、その人たちも肺の一部を切除されてしまう。

現状においてそれはいたしかたないが、患者としては命と引き換えとはいえ納得がいかない。

肺は、肝臓などと違い、切った後の臓器が増殖してもとに戻ることはない。手術後の生活の質は著しく落ちる。一生まともな運動も出来なくなる。若い時の手術であるほど、一生を台無しにすることになる。せめて、もっと積極的に、新薬や放射線治療などの可能性を模索すべきだろう。

その様な中、癌治療の画期的な薬として、免疫チェックポイント阻害薬の「オプジーボ（一般名：ニボルマブ）」が登場し、２０１５年12月に切除不能な進行・再発の非小細胞肺癌、16年８月に、根治切除不能または転移性の腎細胞癌に対して承認を取得した。副作用も報告されているが、今後、さらに適応が広がっていくと思われる。

しかし、「オプジーボ」が非常に高額なため、それによって医療費が増大し、保険制度が破綻するという懸念も指摘されている。手術は、現時点で、肺癌治療の第一の選択肢ではあるが、患者は手術以外の選択肢を強く求めている。その要望は今後、化学療法や放射線治療の発達をさらにうながすだろう。

しかしながら、現状は手術が第一選択肢であることに違いはない。

そこで、困難な肺移植で日本一の執刀数があり、肺癌治療の最前線に立つ、京都大学医学部附属病院の伊達洋至《だてひろし》医師に現状を訊《き》いてみた。

医学の進歩に伴い、今後は益々、選択肢が広がることは間違いない。癌の治療には着実な実績と経験のある外科手術か新薬や内科的治療を選択するのか、難しい判断が患者にも突きつけられている。

平成二十八年十月　　桜の花出版 取材班

＊目次

第2章　肺癌の解説

目次

※この本は、どの章からでもお読み頂けます。
第1章は「肺の病気の基礎知識」
第2章は「肺癌の解説」
第3章は「伊達洋至 医師へのインタビュー」

第1章　肺の病気の基礎知識

男性の癌死亡率1位の肺癌

日本人に最も多い肺癌

　厚生労働省の発表によると、主な死因別の死亡率において、癌は上昇を続け、1981年以降死因順位の第1位となっています。2014年でも第1位です。

　特に、男性では、2014年の癌死亡数は21万8397人、死亡率は、男性では人口10万人に対して357.8人です。部位別に死亡率の年次推移をみると、肺癌は一貫して上昇を続けており、1993年には胃癌を抜いて第1位となり、引き続き上昇しています。胃癌は1968年をピークに今は横ばい状態ですが、肺癌は急速に増えています。

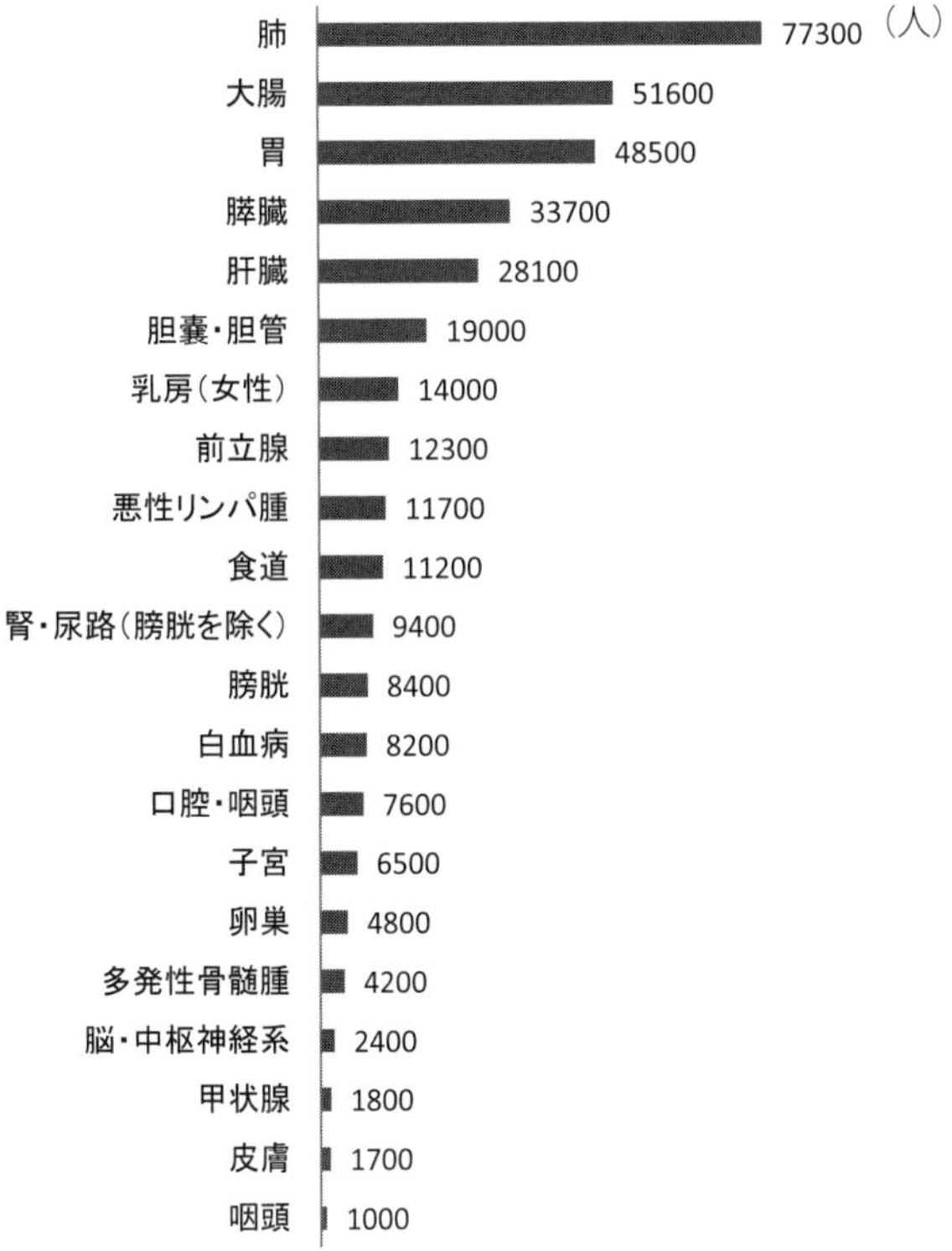

出典：国立がん研究センター

2016 年の癌・統計予測

肺癌の死亡数予測は 77,300 人で１位です。
次に、大腸、胃、膵臓、肝臓と続いています。
癌死亡数は長年胃癌が第１位でしたが、近年は肺癌や大腸癌が急激に増加しています。

肺の働きと呼吸器の病気

肺は呼吸器系の重要な臓器であり、胸部に左右2つあり、右肺《うはい》、左肺《さはい》と呼ばれています。右肺は3つに分かれ（上葉《じょうよう》、中葉《ちゅうよう》、下葉《かよう》）、左肺は右肺よりわずかに小さく上葉と下葉に分かれています。肺は、酸素を取り入れ、二酸化炭素を排出します。空気は、気管支と呼ばれる左右の管に分かれ、左右の肺に入ります。気管支は、さらに細い管に分岐し、木の枝のように肺内に広がり、末端には肺胞と呼ばれる酸素と二酸化炭素を交換するブドウの房のような袋がついています。

呼吸器は、外界の空気とつながっているため、ウイルスや細菌など外界にある病原菌の第一の到達地となり、感染症の危険にさらされています。また、アレルギーの原因となる物質も入り込みやすく、呼吸器の疾患としてアレルギー症状、喘息が

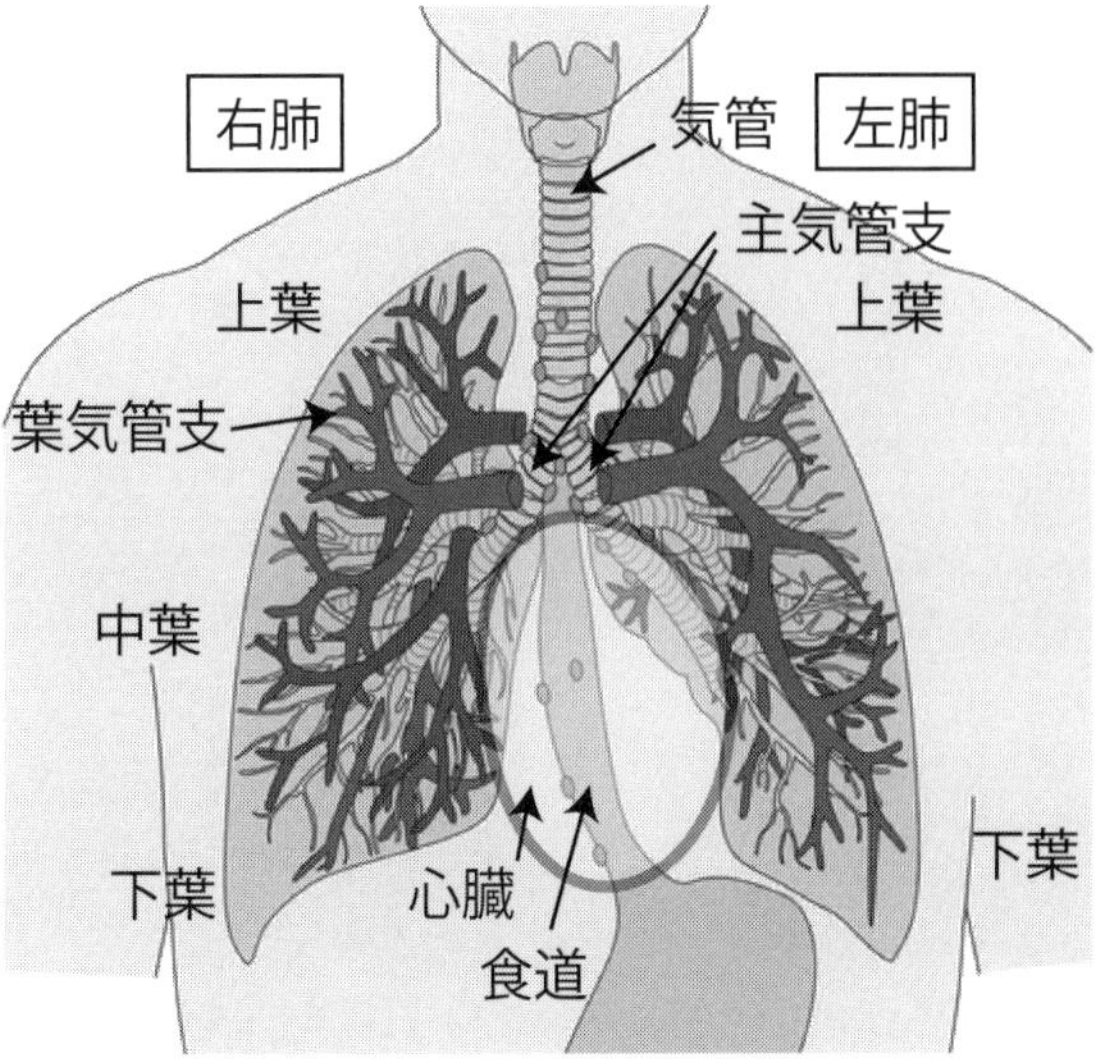

写真提供：PIXTA（ピクスタ）に加筆

肺の構造と働き

左肺は上葉と下葉、右肺は上葉、中葉、下葉に分かれます。

心臓があるため、左肺の方が右肺より小さいためです。

また、肺は気管支と呼ばれる左右の管に分かれ、次第に枝分かれし、末端には肺胞と呼ばれる袋がついています。

ここで、酸素を取り入れ二酸化炭素を排出します。

あります。

呼吸器系には、肺癌だけでなく、いろいろな病気があります。まずは、呼吸器系にはどのような病気があり、どのような検査をするのか、おおまかに概要をつかみましょう。そうすれば、病院に行くのが怖くなくなります。軽症重症によってさまざまな症状が出るため、病気の有無、特定には、呼吸器専門医を受診することが必要です。早く病院に行って対処すれば、早く治る可能性が高くなります。

まずは、どんな病気があるか、日本呼吸器学会が公表している疾患の分類より、主な呼吸器系の病気をあげてみましょう。

A、感染性呼吸器疾患

かぜ症候群・インフルエンザ・急性気管支炎・細菌性肺炎・肺膿瘍《はいのうよう》・肺結核・非結核性肺抗酸菌症《ひけっかくせいはいこうさんきんしょう》・肺真菌症《はいしんきんしょう》・

肺寄生虫症・日和見感染症《ひよりみかんせんしょう》・誤嚥性肺炎《ごえんせいはいえん》

B、気道閉塞性疾患

慢性閉塞性肺疾患《まんせいへいそくせいはいしっかん》（ＣＯＰＤ）・びまん性汎細気管支炎《はんさいきかんしえん》

C、アレルギー性肺疾患

気管支ぜんそく・過敏性肺炎・好酸球性肺炎《こうさんきゅうせいはいえん》・
アレルギー性気管支肺アスペルギルス症・
薬剤性肺炎・好酸球性多発血管炎性肉芽腫症《こうさんきゅうせいたはつけっかんえんせいにくげしゅしょう》

D、間質性肺疾患

特発性間質性肺炎《とくはつせいかんしつせいはいえん》・放射線肺炎・サルコイドーシス・
特発性器質化肺炎《とくはつせいきしつかはいえん》・膠原病肺《こうげんびょうはい》

E、腫瘍性肺疾患

肺癌・転移性肺腫瘍・肺の良性腫瘍・縦隔腫瘍《じゅうかくしゅよう》

F、肺血管性病変

肺血栓塞栓症《はいけっせんそくせんしょう》・肺動脈性肺高血圧症・肺水腫《はいすいしゅ》

G、胸膜疾患

胸膜炎《きょうまくえん》・膿胸《のうきょう》・胸膜腫瘍・気胸《ききょう》

H、呼吸不全

急性呼吸不全・急性呼吸窮迫症候群《きゅうせいこきゅうきゅうはくしょうこうぐん》（ＡＲＤＳ）・慢性呼吸不全

I、その他

気管支拡張症・じん肺・原発性肺胞低換気症候群《げんぱつせいはいほうていかんきしょうこうぐん》・

過換気症候群・睡眠時無呼吸症候群（ＳＡＳ）・

リンパ脈管筋腫症・肺ランゲルハンス細胞ヒスチオサイトーシス

呼吸器の一般的な検査

肺癌検診や人間ドックで、呼吸器の病気を調べるとき、一般に胸部X線撮影が行なわれます。呼吸不全や咳や痰などが出ると訴えて外来に診察を受けに来た患者にも、通常X線写真を撮るのが前提になります。ほかに、肺活量を測定する肺機能検査や吐いた痰《たん》を調べる検査が実施されることもあります。

これらの検査で重病の可能性が見られれば、動脈血分析、胸水穿刺《きょうすいせんし》、胸部X線検査、胸部CT検査、気管支内視鏡などの精密検査が行なわれることになります。

胸部X線検査…肺炎、肺癌、肺気腫などの呼吸器系疾患の有無と程度がわかります。

胸部CT検査…胸部X線の結果、肺癌や胸部の病気が疑われたときに行なわれます。

コンピュータでのデータ処理と画像再構成で断層写真を得ることの出来る特別な装置で行ないます。

気管支内視鏡検査…細い管を口から挿入して、気管や肺の内部を観察します。

蛍光気管支内視鏡検査…特定の波長の光を当てると、正常な組織は淡い緑色に光り、癌組織は黒っぽく見えます。この変化を高感度カメラで観察して、病変を見つけます。早期の肺癌を見つけることが可能となります。

肺シンチグラム…肺動脈の血流障害や、呼吸機能を調べます。

肺機能検査…肺の容積や、空気を出し入れする換気機能のレベルを調べます。

酸素飽和度検査…動脈の血流の中に、酸素がどの程度含まれているかを調べます。

呼気一酸化炭素濃度…喫煙で体内に取り込まれた一酸化炭素（CO）を調べます。

動脈血ガス分析…採血した血液を血液ガス分析装置で分析し、呼吸機能を診断します。

肺癌の検査

初めに行なう検査	胸部Ｘ線検査 喀痰細胞診など
肺癌が疑われたときに行なう検査 （確定診断）	胸部 CT 検査 （胸部 CT のみでは確定診断にはなりません） 気管支内視鏡検査 蛍光気管支内視鏡検査 経皮生検 胸腔鏡検査 縦隔鏡検査　など
肺癌の確定診断が得られたときに行なう検査 （病期診断）	胸部 CT（造影が望ましい） 頭部 MRI・CT 腹部 CT・エコー 骨シンチグラフィー PET　など

検査は、発見のため、進行度合いや全身への転移の確認などを調べるために、さまざまな検査が行なわれます。

喀痰検査…痰を採取して、含まれている病的な成分を顕微鏡で観察します。

ピークフロー値…吐き出した呼気の最大流量のことで、気道の状態を把握できます。炎症が起きて気道が細くなっている場合は値は小さくなります。

胸水穿刺…肺や胸膜、胸膜臓器に障害があると、胸水は異常に増加します。

肺生検…肺の病巣から組織片を採取して、呼吸器系疾患を鑑別します。

アプノモニター（簡易睡眠時呼吸検知装置）…睡眠時無呼吸症候群を診断するための簡易検査です。

肺癌など異常を早期発見するため必要な検査

男性の癌死亡率1位の肺癌は、癌での死亡数全体の4分の1以上を占めています。

肺癌の発見が遅れる一番の原因として、早期には自覚症状がないことがあげられています。痰に血がまじってからあわてても病院に行った時には、すでにかなり進行していることも多いのです。

しかし、今日は、X線撮影による被ばくについても問われることがあります。肺癌のリスクの高さとの関連など一長一短あり難しい問題もありますが、呼吸器の疾患には、胸部レントゲン（X線）検査が最も一般的です。

他の癌同様に肺癌も早期発見すればするほど、治療の選択肢は広がり、治療結果も良いのですが、肺癌は、他の病気と区別がつくような特徴のある症状がわかりにくいといわれています。また、初期段階では無症状の場合が多く、身体に異変を感じた場合には進行して、発見した時にはすでに末期だった、というケースも少なくありません。

そのため、癌検診は定期的に行なうことが大切です。それぞれ個人の年齢、家族歴や生活習慣などで癌が発症するリスク（可能性）は大きく違います。環境により、癌検診にかけられる時間も費用も異なりますので、長い人生において、定期的にどのように生活に組み込んでいくか、考える必要があります。

次に、早期発見につながる主な検査方法を紹介いたしますが、それぞれ一長一短があります。しかし、全体的にいって検査法や治療法は日進月歩で、「癌が見つかってしまった」という時代から、「癌が見つかって良かった（早期なら治る）」時代に移ってきています。

胸部X線検査

胸部X線検査は、約1～2分程度で行なうことができ、肺の異常に最も一般的に使われる検査です。肺に腫瘍ができていた場合、その場所がわかることが利点ですが、腫瘍が2センチ以上くらいに大きくならないと発見しにくいことが欠点です。

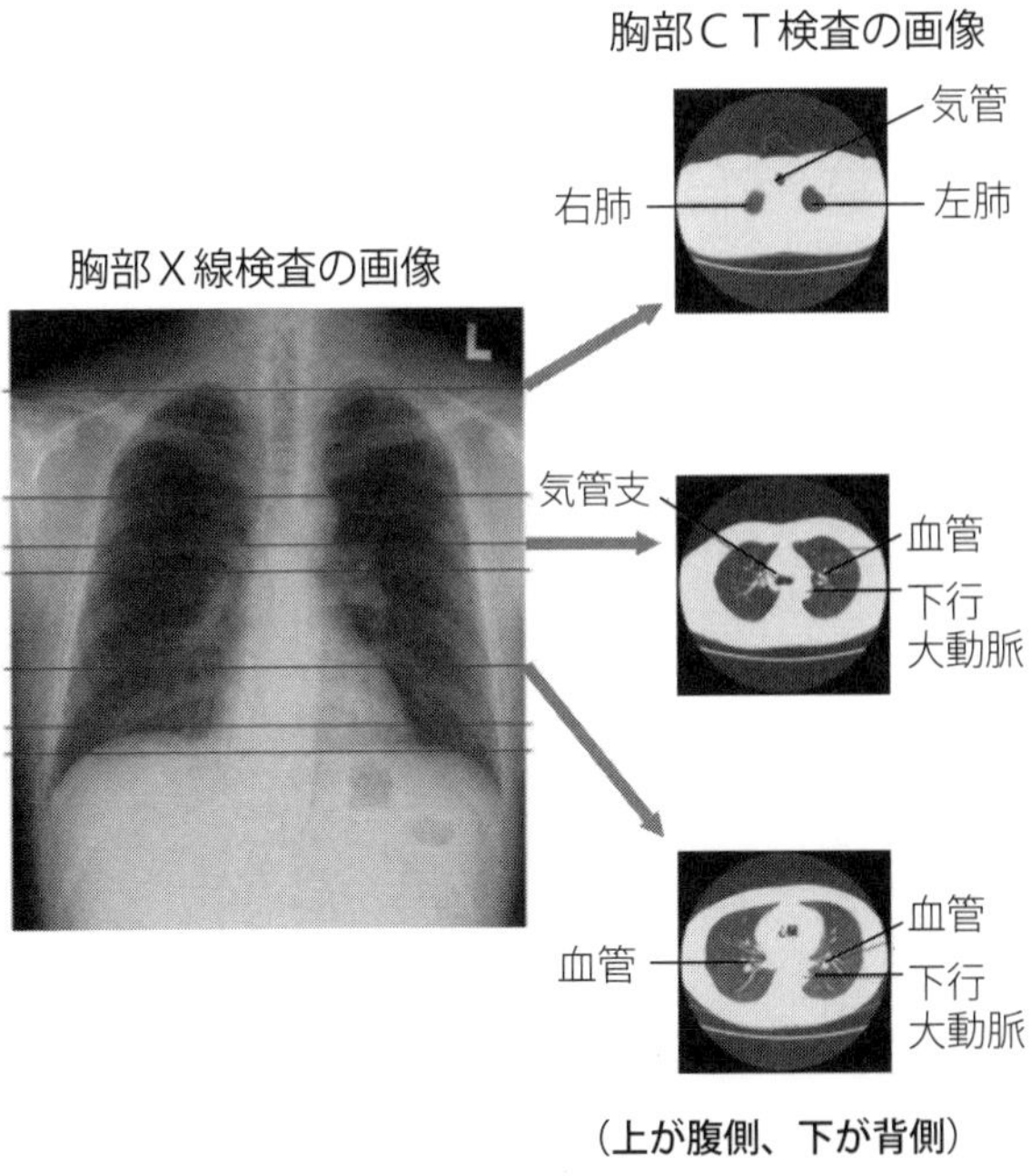

Ｘ線検査の死角をなくすＣＴ画像

肺癌の画像診断として、一般的に胸部Ｘ線検査と胸部CT検査が行なわれます。Ｘ線写真では心臓や横隔膜の陰になって見えにくい部分がありますが、CT検査は、断面像なので、死角ができずはっきり見えます。
CT検査は、胸部Ｘ線検査で見えにくい場所の診断に有用です。

出典：新座志木中央総合病院ＨＰ『肺がんの診断と治療』に加筆

また、X線写真は、身体という立体を平面の写真にしているため、骨、心臓、血管、横隔膜などによって見えない部分（死角）がかなり存在します。

胸部CT検査（胸部CTスキャン）

胸部CT検査は、X線管球と検出器が体の周囲を回転し、検出した情報をコンピューターで処理して、体を横に輪切りにした断面の写真を撮り、癌などの異物がどこにあるのかを見つけ出す検査です。病変の存在診断において、最も有効な検査方法です。死角になる部分が少なく、非常に淡い陰影や小型病変も発見可能であるという利点がありますが、費用が高く、大掛かりな機器が必要であり、また、放射線の被ばく量が胸部X線検査より多いという欠点があります。

ヘリカルCT検査

ヘリカルCT検査は、通常のCT検査を改良したものです。

「ヘリカル」(Helical)は「らせん」を意味します。CT検査では、管球が放射線を出しながら体のまわりを回転して断面像を作ります。従来型のCT検査は、1つの断面を撮影するごとにベッドを移動して、身体をずらして順次撮影していきました。撮影時間も、従来型のCT検査は30分程度かかり、呼吸によって撮影画像の位置がずれてしまうことがありました。一方、ヘリカルCT検査では、体軸を中心にらせん状に撮影を行ないます。1回呼吸を止めている間（20秒程度）に一気に全体を撮影することが可能で、輪切りの厚さもより薄く、精度も上がりました。

マルチスライスCT検査

これも、通常のCT検査が進化したものです。マルチスライスCTでは、前述のCT検査よりさらに撮影のスピードが上がり、より薄い断面を撮影し、そのデータをもとに様々な断面を表示させたり、血管や骨、臓器などを3次元で表示させることが可能になりました。16列の機器では、従来に比べて撮影速度が16倍となります(国内最高は320列ですが、これを備えている医療機関は限られます)。この装置が大変高額で、検査可能な病院が限られるのが欠点です。この検査が一番有効とされる部位は動きの大きい心臓です。

病理診断

胸部Ｘ線検査や胸部ＣＴ検査などの画像診断で異常があった場合には、細胞や組織を採取して病理診断を行ない、癌かどうかを調べる必要があります。

病理診断には、「細胞診」と「組織診」があります。細胞診とは、細胞を採取し、それを顕微鏡で見て、癌細胞があるかどうかを調べる検査です。

組織診は生検ともいわれ、細胞とその周囲の間質《かんしつ》（生体内で機能をもつ組織や器官などの実質を支えたり結合させたりする組織。血管や神経などを含む）、すなわち構造をもった組織片を採取し、それを顕微鏡で見て、癌細胞があるかどうかを調べます。

肺癌の細胞診

痰、胸水《きょうすい》（胸膜腔に貯留されている液。通常は少量が胸膜の表面をうるおしているが、胸膜炎・肺癌・肝硬変などで増加する）中の細胞、および内視鏡や細胞採取用の針を用いて集めた細胞を、顕微鏡で観察します。肺癌の確定診断をつけるために、とても有用な方法の一つです。

細胞診の一つに「喀痰《かくたん》細胞診」があります。痰に混ざった細胞の中に癌細胞があるかどうかを調べる検査のことです。肺癌においては基本的な検査であり、患者にとって肉体的苦痛が少なくてすみます。

気管支内視鏡検査（気管支鏡検査）での組織診

気管支内視鏡検査とは、直径6ミリ程度の内視鏡を鼻あるいは口から挿入して、気管支の中を観察し、癌の疑いのある部分の一部を採取して調べる検査のことです。局所麻酔で行なえるため、外来通院で検査することができますが、組織採取のために出血、気胸、発熱などの症状が出ることがあります。

自家蛍光気管支鏡検査

正常な気管支は、450ナノメートル（1ナノメートルは0・000001ミリ）の青色領域波長光で励起《れいき》する（外部から励起光のエネルギーを吸収して通常の状態に戻るときに光を発すること）と、520ナノメートル程度の（緑色領域）波長の自家蛍光《じかけいこう》（光の自然放出）を発します。しかし、癌などの病変部では、自家蛍光が減弱しています。この自家蛍光の差を観察して病変を診断するものが自家蛍光気管支鏡検査です。また、腫瘍からの蛍光を増幅するために、腫瘍親和性光感受性物質を投与して検査する方法（光線力学診断：ＰＤＤ）もあります。

ＭＲＩ（磁気共鳴画像）

ＭＲＩとは、磁場を一定方向にかけ、その中にある物質の状態を感知して画像を映し出す検査のことです。

放射線被爆ゼロであり、肺癌と結核腫の鑑別など、内部構造の判断に有用ですが、胸部ＣＴ検査に比べると空間分解能が低く、時間と経費の点からも、胸部についてはＸ線検査やＣＴ検査をこえるものではないといわれています。

ＰＥＴ検査

ＰＥＴ検査とは、陽電子を放出する核種で標識された物質（トレーサーと呼ぶ）を投与し、その物質の代謝の違いに基づき画像化する新しい診断技術のことです。トレーサーとして最も用いられているのは、ブドウ糖の2位の水酸基をフッ素に変えた誘導体18Ｆ―ＦＤＧです。ＦＤＧはフルオロデオキシグルコースというグルコース（ブドウ糖）に似た物質で、放射性同位元素である18Ｆ（フッ素18）を標識した薬を検査で使います。この薬は砂糖水のようなものですので、副作用の心配はありません。

癌細胞では正常細胞よりもブドウ糖代謝が亢進しているため、ＦＤＧが腫瘍内に通常細胞より多く蓄積するので、癌がどこにあるかを検出することが可能です。縦隔《じゅうかく》リンパ節転移や遠隔転移の診断、良悪性の鑑別に有用とされています。

肺癌の腫瘍マーカー

腫瘍マーカーとは、体の中に癌が発生したときに、血液や尿中にマーカー（目印）として出てくる物質のことです。

肺癌における腫瘍マーカーは、現段階ではまだ特異性や感受性に問題があるため、あくまでも補助的なものとして利用されています。診断、予後予測、再発の検出、治療の反応などについては一定の価値が認められ、今後、肺癌診療の種々の局面での活用が期待されています。

肺癌の最新治療はチーム医療

肺癌の種類や進行度合い（ステージ）によって、治療は、手術、放射線療法、抗癌剤を組み合わせて行なわれますので、前述のように、多くの検査を行なうのです。治療は、手術を行なう前に放射線治療をして小さくする、手術してから再発防止のために放射線治療を行なったり抗癌剤を服用するなど、各治療には最適時期があります。そのため、呼吸器外科、放射線科、腫瘍内科などがチームとなり連携して医療を行なうのが最新の治療システムです。

肺癌の治療法には、局所療法と全身療法があります。

局所療法として、手術と放射線療法があり、手術は切除可能な状況であれば最も治癒の可能性が高い治療です。しかし、高齢であったり、他に病気を持っていると手術が難しい場合があります。放射線療法は癌が局所にとどまっている場合には、手術に次いで有効な治療法です。全身療法としては、抗癌剤による治療があります。抗癌剤も、次々と新薬が開発されています。

治療については、次の章で詳しく説明します。

画期的な新薬

近年、分子標的治療薬（イレッサ）、免疫チェックポイント阻害薬（オプジーボ）など、画期的な癌治療薬が次々と開発されています。

分子標的治療が効く仕組みは、次の通りです。癌細胞の表面には特別なタンパク質がたくさん発現していることが多く、このタンパク質からの信号が細胞内に伝わると癌細胞が増殖します。分子標的治療は癌細胞を直接攻撃するのではなく、この信号の伝達を止めることで、癌細胞の増殖を抑える、または、癌を小さくすると考えられていますが、実は詳細はまだわかっていません。

これまでの免疫療法では、免疫機能の攻撃力を高める方法が中心でしたが、最近、癌細胞が免疫の働きにブレーキをかけて、免疫細胞の攻撃を阻止していることがわかってきました。そこで、癌細胞によるブレーキを解除することで、免疫細胞の働きを再び活発にして癌細胞を攻撃できるようにする新たな治療薬が考えられました。それが、免疫チェックポイント阻害薬です。

肺癌にならないためには禁煙を

癌細胞は、毎日体の中で生まれていますが、正常な体の防御機能が働いていれば、癌細胞の方が負け、病気として癌にはなりません。しかし、防御機能が正常な状態でないと、癌が制御不能に増えて、正常な細胞が負けてしまうのです。

そうならないためには、他の病気と同様に、バランスの良い食事、適度な運動、適度な睡眠、ストレスをためないことが大切です。ここでは、特に肺癌に有効な予防法をお伝えしましょう。

①喫煙習慣

肺癌の最大のリスクは喫煙です。1日に吸うタバコの本数、若い頃から喫煙し始めたかどうか、喫煙の期間なども肺癌になるかならないかのリスクに大きく影響します。喫煙のリスクを表す指標として、ブリンクマン指数（喫煙指数）と呼ばれるものがあります。

ブリンクマン指数は「1日に吸うたばこの本数」×「喫煙年数」で計算します。

喫煙と癌の関係（男性）

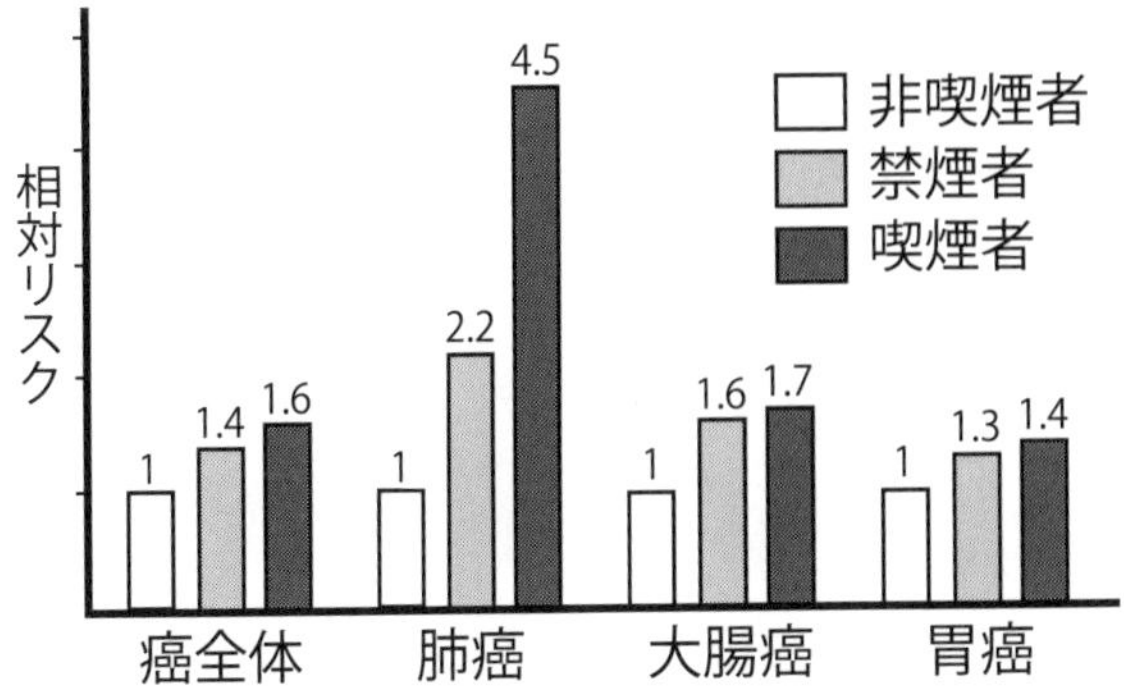

出典：がんの統計 2008 年度版（財団法人がん研究振興財団発行）より

タバコによる肺癌のリスクは 4.5 倍増

男性における非喫煙者群の癌罹患リスクを１とした場合の禁煙者群および喫煙者群の相対リスクを示します。

癌全体、胃癌、大腸癌では、非喫煙者群に比べ、禁煙者群および喫煙者群とも罹患リスクは 1.3 から 1.7 倍に増加する程度ですが、肺癌では、非喫煙者群に比べ、禁煙者群では 2.2 倍、喫煙者群では 4.5 倍に罹患リスクが増加します。

例えば、1日平均2箱（40本）のタバコを20年吸い続けた場合、40（本）×20（年）＝800となります。ブリンクマン指数が400〜600の場合、肺癌のリスクが高いとされ、600以上ではそのリスクがさらに増大します。

②受動喫煙

火がついているタバコの先からは、副流煙と呼ばれる煙が常に漂っています。この副流煙は、喫煙者本人が吸い込む主流煙よりも多くの有害物質を含んでいます。タバコを吸うことは、一緒にいる家族にも大きな悪影響を及ぼしてしまうのです。特に、成長期の子どもへの影響は、大人に比べてはるかに大きいといわれています。

③アスベスト（石綿）

アスベスト（石綿）は、タバコの他に肺癌のリスク要因となります。以前はビル等の建築工事において、保温断熱の目的でアスベスト（石綿）を吹き付ける作業が行なわれていましたが、昭和50年に原則禁止されました。

その後も、建築資材のスレート材、車のブレーキライニングやブレーキパッド、防音材、断熱材、保温材などで使用されましたが、現在では、原則として製造等が禁止されています。

鉱物の一種であるアスベストの繊維は、簡単に細かくなって空中に漂います。これが肺に吸い込まれると、肺癌の要因になります。

アスベストの工事を長年行なっていた人が喫煙者であれば、さらに肺癌のリスクが高まってしまいます。

肺癌のリスクを下げるには、本人の禁煙と、さらに周囲も副流煙を吸わないように注意することが何より大切です。

第2章　肺癌の解説

肺癌という病気について

肺癌とは、肺に発生する癌の総称です。人間の体は、多くの臓器が生命の維持のため共同作業を行なっています。そのため、臓器を構成する細胞は環境（細胞がある場所）に対応して厳密に制御されています。しかし、体の中の種々の制御を無視して急激に増殖する能力を獲得したのが、癌細胞です。しかも癌細胞は局所にとどまらず血流やリンパの流れに乗って全身をめぐり、行き着いた先でも同様に増殖します。これを転移といいます。癌が怖いのは、急激な増殖能力と転移能《てんいのう》を兼ね備えていて、多臓器の機能不全を引き起こすからです。

肺癌の頻度を見る場合、日本では、全国的な癌登録が未整備であるため、発生数は不正確で死亡数が用いられます。肺癌は依然として予後不良な疾患であるため、死亡数は発生数に比例し、死亡数の1.1ないし1.2倍程度が発生数と考えられています。

日本での肺癌死亡数は、1960年以降男女とも一貫して増加しており、男性では1993年に胃癌を抜いて第1位となりました。その後も肺癌死亡数は増加の一途をたどり、2006年にはついに6万人を超えてしまいました。

2016年の死亡数予測では、肺癌が7万7300人でワースト1位です。

肺癌が疑われたら

胸部X線写真で肺癌が疑われたり、痰の中に怪しい細胞が検出されたら、さらに詳しく検査を進める必要があります。通常はCT・FDG―PETなどの画像的な検査と、気管支鏡による観察・病巣よりの組織診断が行なわれます。

☆癌になる確率～累積リスク（2012年）

部位	生涯癌罹患リスク（%）		何人に1人か	
	男性	女性	男性	女性
全癌	63%	47%	2人	2人
食道	2%	0.4%	45人	228人
胃	11%	6%	9人	18人
結腸	6%	6%	17人	18人
直腸	4%	2%	27人	48人
大腸	10%	8%	10人	13人
肝臓	4%	2%	28人	49人
胆のう・胆管	2%	2%	60人	57人
膵臓	2%	2%	43人	43人
肺	10%	5%	10人	21人
乳房（女性）		9%		11人
子宮		3%		33人
子宮頸部		1%		76人
子宮体部		2%		62人
卵巣		1%		87人
前立腺	9%		11人	
悪性リンパ腫	2%	2%	51人	68人
白血病	1%	0.7%	104人	151人

生涯で癌になる確率は、男性63%（2人に1人以上）、女性47%（2人に1人）　出典：国立がん研究センター

★癌で死亡する確率〜累積リスク（2014年）

部位	生涯癌死亡リスク（%）		何人に1人か	
	男性	女性	男性	女性
全癌	25%	16%	4人	6人
食道	1%	0.2%	91人	489人
胃	4%	2%	27人	60人
結腸	2%	2%	52人	59人
直腸	1%	0.6%	90人	175人
大腸	3%	2%	33人	44人
肝臓	2%	1%	45人	92人
胆のう・胆管	1%	1%	94人	109人
膵臓	2%	2%	53人	63人
肺	6%	2%	16人	46人
乳房（女性）		1%		70人
子宮		0.7%		143人
子宮頸部		0.3%		312人
子宮体部		0.2%		409人
卵巣		0.5%		188人
前立腺	1%		73人	
悪性リンパ腫	0.8%	0.5%	132人	189人
白血病	0.6%	0.4%	174人	279人

生涯で癌で死亡する確率は、男性25%（4人に1人）、女性16%（6人に1人）　出典：国立がん研究センター

癌の種類によって異なる発癌要因と進行度

検査や手術で採取した癌の細胞や組織を顕微鏡で調べると、癌細胞やその集団の形に違いがあり、いくつかの種類に分かれます。これを組織型と呼びます。

肺癌の組織型は、大きく「小細胞肺癌《しょうさいぼう》」と「非小細胞肺癌《ひしょうさいぼう》」に分けることができ、非小細胞肺癌はさらに「腺癌《せん》」「扁平上皮癌《へんぺいじょうひ》」「大細胞癌《だいさいぼう》」などに分けることができます。

また肺癌は、癌ができた場所によって、肺門型《はいもんがた》と肺野型《はいやがた》に分類されます。

肺門型は、肺の入り口近くに発生したもので、肺門型肺癌の代表は扁平上皮癌であり、次が小細胞癌です。一方、肺野型は、肺門から遠いところに発生したもので、肺野型の肺癌は主に腺癌と大細胞癌です。癌の種類により、次のような特徴があります。

□**小細胞癌**は、比較的小さな細胞が密集して広がっていることから、小細胞癌と呼ばれます。肺の入り口近く（肺門部）に発生することが多く、患者の多くは喫煙者です。血痰が出ることがあります。この小細胞癌は、非常に進行が早く、転移しやすく悪性度が高い癌です。一方で薬物療法や放射線療法による効果が高いのが特徴です。

□**腺癌**は、肺の奥の方（肺野部《はいやぶ》）に発生することがほとんどで、発癌の原因として、喫煙との関連が他の癌と比べて少ないとされており、自覚症状が出にくいタイプです。女性に多いともいわれています。

□**扁平上皮癌**は、肺の入り口近くに発生することが多く、血痰などの症状が出る割合が高い癌です。ほとんどが喫煙者です。

□**大細胞癌**は、顕微鏡で大きな細胞が目立つ癌です。しかし、腺癌や扁平上皮癌などの特徴がどこにもみつからない場合に、大細胞癌と診断します。そのため、均一のグループといいにくい面があります。

肺癌の症状

肺癌は、肺に最初に癌ができた時も、転移した先でも、大きさとできる場所によって多種多様な症状が現れます。気管や気管支の内部で発育する場合は、小さな病巣でも、咳・血痰といった症状がある場合があります。しかし、癌が肺の入り口近く（肺門部）にあっても気道内腔に突出しない場合や、肺の奥の部分にある場合には、かなり大きくなっても症状が出ない場合もあります。

しかし、多くの患者で、咳や胸部、肩、背中に痛みが出る場合があります。このような痛みは、体を動かすこととは関係なく持続的で、咳をしたときに強くなるような性状であることが多いようです。特に思い当たることなく、このような症状が

肺癌の種類

種類		特徴	割合
小細胞癌		発育が早く小さなうちから転移をおこしやすい癌。肺門付近にできやすく喫煙との関連もあり男性に多い。抗癌剤や放射線療法が非常に有効。	15%
非小細胞癌	腺癌	肺の末梢に発生する癌の代表的なもので、非喫煙者の女性もかかる。肺癌の中で一番多く近年増加が著しい。	60%
	扁平上皮癌	喫煙と関連の深い癌で非喫煙者はまずかからない癌。圧倒的に男性に多い。発生した場所で発育する性格が比較的強く、転移の速度が遅い。手術で完全に切除できると治癒の可能性が高い。また放射線治療も有効。	20%
	大細胞癌	発育が比較的早いという以外、あまりはっきりした特徴はない。大きい癌細胞からなる。	5%

出典：がん研究会有明病院

出た場合には、念のため胸部X線写真で検査してもらうと良いでしょう。

また長年ヘビースモーカーで、「咳や痰が多くなっていた」「痰に血が混ざった」などの症状が現れたら、2~3回程度繰り返し痰の中の細胞を調べてみることで、癌を早期のうちに見つけることも可能です。

肺癌の治療

肺癌の治療戦略には、手術療法・放射線療法・抗癌剤療法があります。癌の種類、進行度、患者の年齢などによって最適な治療法を見つけるため、呼吸器外科、放射線科、抗癌剤の治療を行なう科（呼吸器内科や腫瘍内科など）各々が協力して集学的に治療を行なう必要があります。治療戦略を立てる上で最も重要なのは病期、進行度合い（左表参照）を知ることです。

３つの因子で総合的に病期が決定

T/M 分類（1997 年）	T/M 分類（2009 年）	NO	N1	N2	N3
T1（2cm）	T1a	I A	II A	III A	III B
T1（＞ 2-3cm）	T1b	I A	II A	III A	III B
T2（≦ 5cm）	T2a	I B	II A	III A	III B
T2（＞ 5-7cm）	T2b	II A	II B	III A	III B
T2（＞ 7cm）	T3	II B	III A	III A	III B
T3 invasion		II B	III A	III A	III B
T4（同一肺葉内の腫瘍結節）		II B	III A	III A	III B
T4（周囲臓器への直接浸潤）	T4	III A	III A	III B	III B
M1（同側肺内の腫瘍結節）		III A	III A	III B	III B
T4（悪性胸水）	M1a	IV	IV	IV	IV
M1（対側肺内の腫瘍結節）		IV	IV	IV	IV
M1（遠隔転移）	M1b	IV	IV	IV	IV

Ｔ因子、Ｎ因子、Ｍ因子という３つの因子の組み合わせ（状態）により、癌の病期が決定されます。
次の頁に、日本肺癌学会が発表している「肺癌の TNM 分類」を記しましたが、とても複雑です。

参照：日本肺癌学会ＨＰ　EBM の手法による肺癌診断ガイドライン

T4：大きさを問わず、縦隔、心、大血管、気管、反回神経、食道、椎体、気管分岐部への浸潤、あるいは同側の異なった肺葉内の腫瘍結節

● N 因子 - 所属リンパ節　（リンパ節転移）

NX：所属リンパ節評価不能

N0：所属リンパ節転移なし

N1：同側の気管支周囲かつ / または同側肺門、肺内リンパ節への転移で原発腫瘍の直接浸潤を含める

N2：同側縦隔かつ / または気管分岐部リンパ節への転移

N3：対側縦隔、対側肺門、同側あるいは対側の前斜角筋、鎖骨上リンパ節への転移

● M 因子 - 遠隔転移

MX：遠隔転移評価不能

M0：遠隔転移なし

M1：遠隔転移がある

M1a：対側肺内の腫瘍結節、胸膜結節、悪性胸水、悪性心嚢水

M1b：他臓器への遠隔転移がある

参照：日本肺癌学会ＨＰ　EBM の手法による肺癌診断ガイドライン

ＴＮＭ分類による肺癌の病期分類

●Ｔ因子 - 原発腫瘍　（癌の大きさと湿潤）

TX：原発腫瘍の存在が判定できない、あるいは、喀痰または気管支洗浄液細胞診でのみ陽性で画像診断や気管支鏡では観察できない

T0：原発腫瘍を認めない

Tis：上皮内癌（carcinoma in situ）

T1：腫瘍最大径≦ 30mm、肺か臓側胸膜に覆われている、葉気管支より中枢への浸潤が気管支鏡上なし（すなわち主気管支に及んでいない）

T1a：腫瘍最大径≦ 20mm

T1b：腫瘍最大径＞ 20mm でかつ≦ 30mm

T2：腫瘍最大径＞ 30 mm でかつ≦ 70 mm、または以下のいずれかであるもの

・主気管支に及ぶが気管分岐部より≧ 20mm 離れている

・臓側胸膜に浸潤 2

・肺門まで連続する無気肺か閉塞性肺炎があるが一側肺全体には及んでいない

T2a：腫瘍最大径＞ 30mm でかつ≦ 50mm

T2b：腫瘍最大径＞ 50mm でかつ≦ 70mm

T3：最大径＞ 70 mm の腫瘍；横隔膜、胸壁（superior sulcus tumor を含む）、横隔膜、横隔神経、縦隔胸膜、壁側心膜のいずれかに直接浸潤；分岐部より 2 cm 未満の主気管支に及ぶが分岐部には及ばない；一側肺に及ぶ無気肺や閉塞性肺炎；同一葉内の不連続な腫瘍結節

外科治療の対象となるのはほとんどが非小細胞肺癌です。この非小細胞肺癌の病期について詳しく説明します。

非小細胞肺癌の病期は、初発病巣、最初に癌が発症した部位での進展度、リンパの流れに乗って広がった進展度、血流に乗って広がった多臓器への進展度で判断され、それぞれT・N・Mの記号で表されます。

このT因子、N因子、M因子という3つの因子の組み合わせ（状態）により、病期が判定されます。しかし、実際には、画像診断による判定（これを臨床病期と呼ぶ）よりも、手術後の永久標本の検索に基づく決定（これを病理病期と呼ぶ）のほうがより正確に病期を判定できます。

臨床病期Ⅰ期或いはⅡ期と判断された場合は、手術療法が第一選択となります。

手術療法では、通常癌の存在する肺葉とその肺葉からのリンパ流路に沿ったリンパ

肺癌のステージと治療法

ⅠＡ期	手術（＋化学療法）
ⅠＢ期	手術（＋化学療法）
Ⅱ期	手術（＋化学療法）
ⅢＡ期	化学療法・放射線療法＋手術 手術適応がなければ化学療法＋放射線療法
ⅢＢ期	化学療法・放射線療法
Ⅴ期	化学療法及び緩和療法
再発例	化学療法・緩和療法、一部手術

出典：京都大学医学部付属呼吸器外科ＨＰ

節の系統的な切除を行ないます。切除したリンパ節は病理検査に出し、転移病巣がないかどうかを調べます。臨床病期と手術後の確定する病理病期が異なることは、稀ではありません。病理病期でＩＢ期と判定された場合、ＵＦＴ（テガフール・ウラシル）という経口抗癌剤の内服を手術後2年間内服する治療が標準治療とされています。

この術後にＵＦＴを内服する術後補助化学療法は、２００３年に出された肺癌診療ガイドライン第一版において標準治療と記されています。

近年の流れとして、病理病期Ⅱ期に関しても術後補助化学療法が有効であろうと考えられるようになってきています。この場合の化学療法とは、１９９０年代に登場した新規抗癌剤とプラチナ製剤の併用療法をさします。しかし、現時点でもどの組み合わせが良いのかは、今後の課題としてあげられます。

現在、肺癌ⅢＡ期で検討される治療法

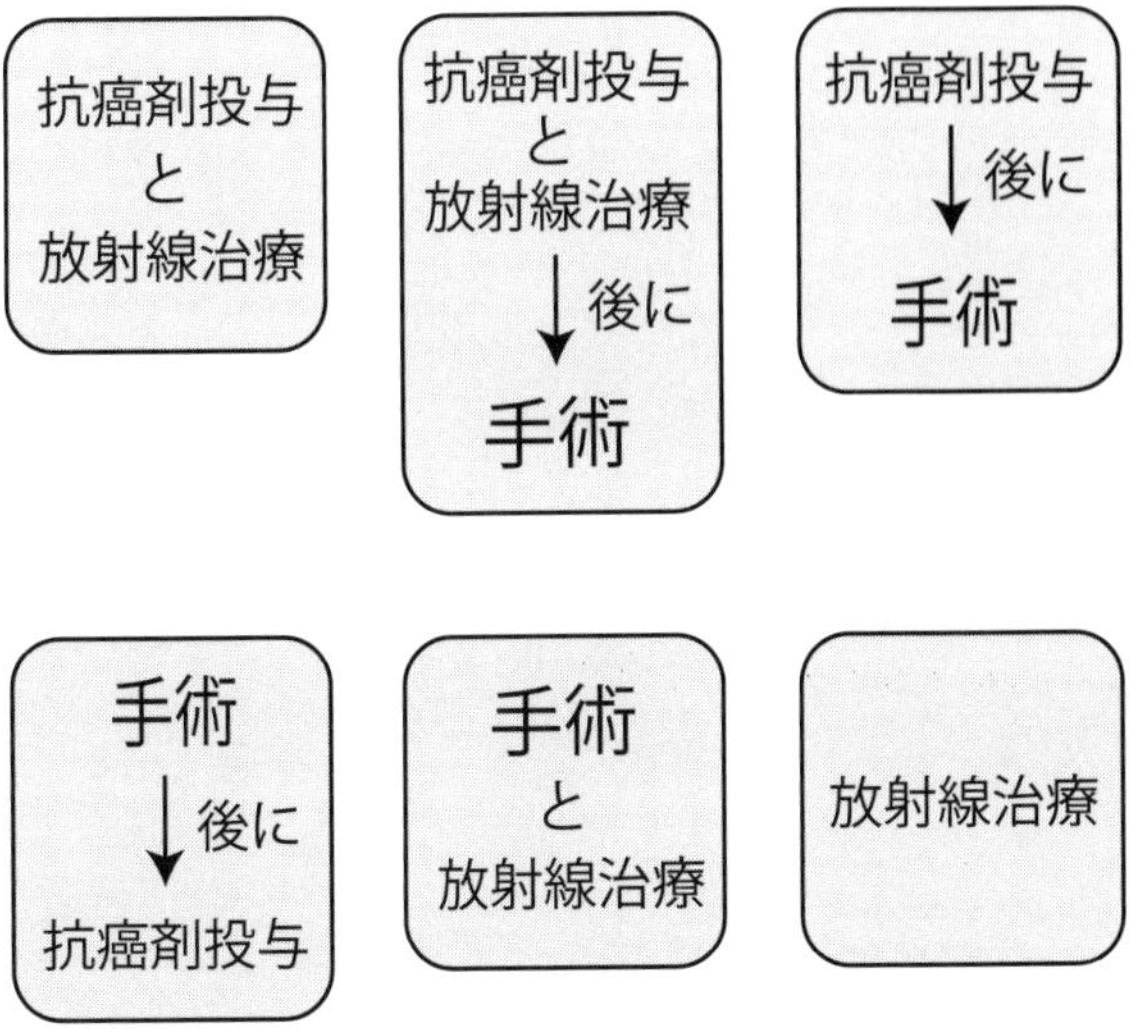

臨床病期ⅢA期は、手術療法を第一選択にするべきではなく化学療法や放射線療法を先に行なってから手術を受けるのがよりよい治療選択と考えられるようになっています。従って臨床病期をより正確に判断する必要があり、縦隔鏡検査や超音波気管支鏡下生検などが行なわれます。また、先行して行なう化学療法の薬剤選択や放射線療法の線量に関しては、さらに検討を加える必要があります。

病理病期Ⅱ期に対する補助化学療法に関する課題、臨床病期ⅢA期に対する手術前化学放射線療法など、肺癌は、外科的手術、放射線治療、抗癌剤など複数の治療法の組み合わせが考えられ、他科との連携が大切です。

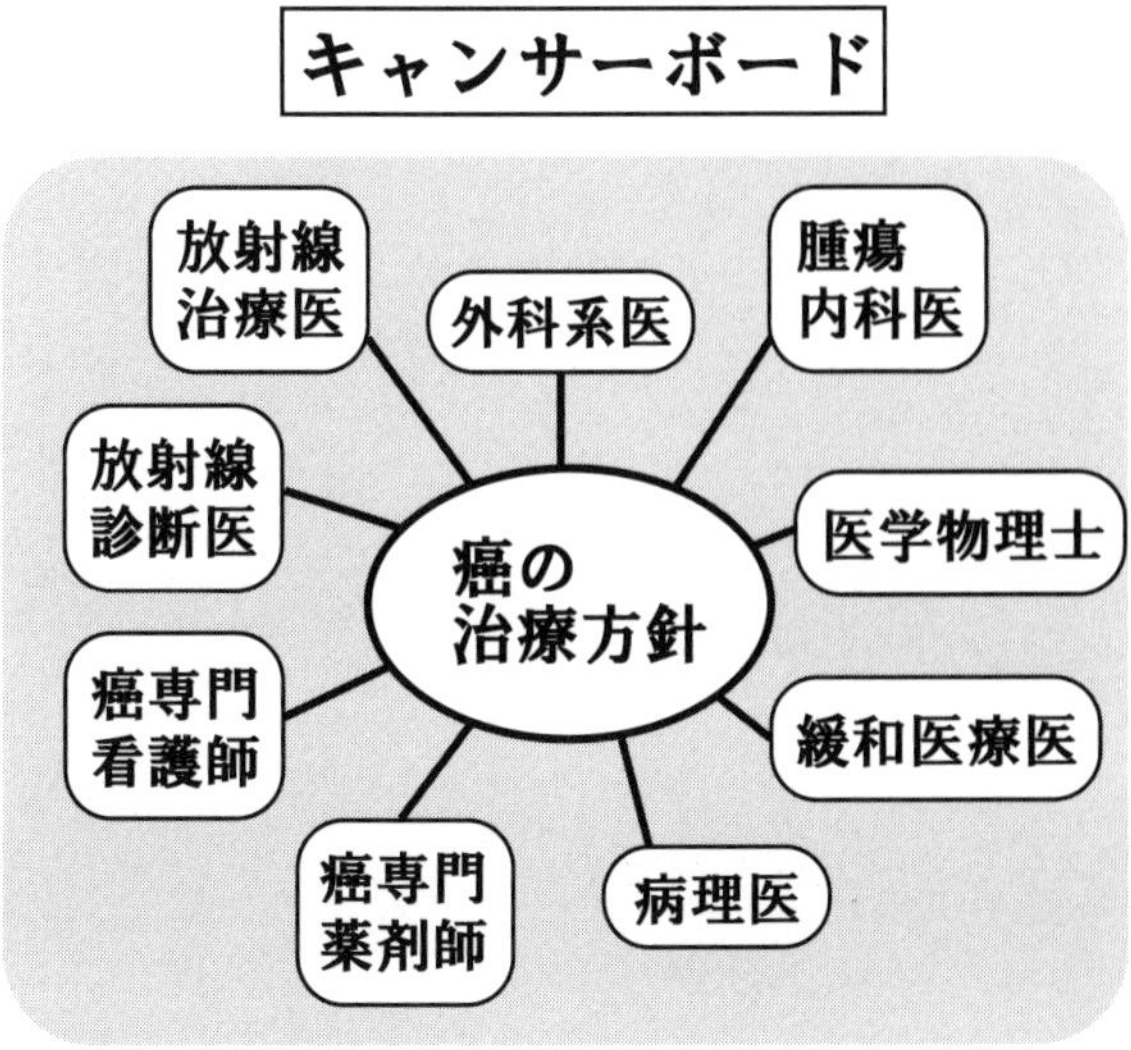

増えるチームによる癌治療

病院全体で患者を診ていくというキャンサーボード（癌治療の検討会議）がある病院も増えてきています。

癌治療において、外科、内科、放射線科などお互いの情報を公表して、治療方法の検討を行ないます。

肺切除術について

次に、手術における肺切除術について簡単に紹介しましょう。肺には、心臓から直接太い血管が出入りしています。左の図は、肺の構造を図式化したものです。図の中に示した1、2、3は癌の各々初発病巣、黒い楕円はリンパ節を示しています。

手術療法では、通常、癌の存在する肺葉（左肺は上葉と下葉、右肺は上葉、中葉、下葉に分かれる）とその肺葉からリンパ流路に沿ったリンパ節の系統的な切除が行なわれます。そのためには、心臓から直接出入りする太い血管の枝を切り、リンパ節が腫れている場合は、近接する太い血管から剥離《はくり》する必要があります。また腫瘍のできる位置や大きさによっても、切除範囲や手術の難易度が異なってきます。

近年、内視鏡や手術器具の進歩によって、大きく皮膚切開をして肋骨の間を大き

肺切除術

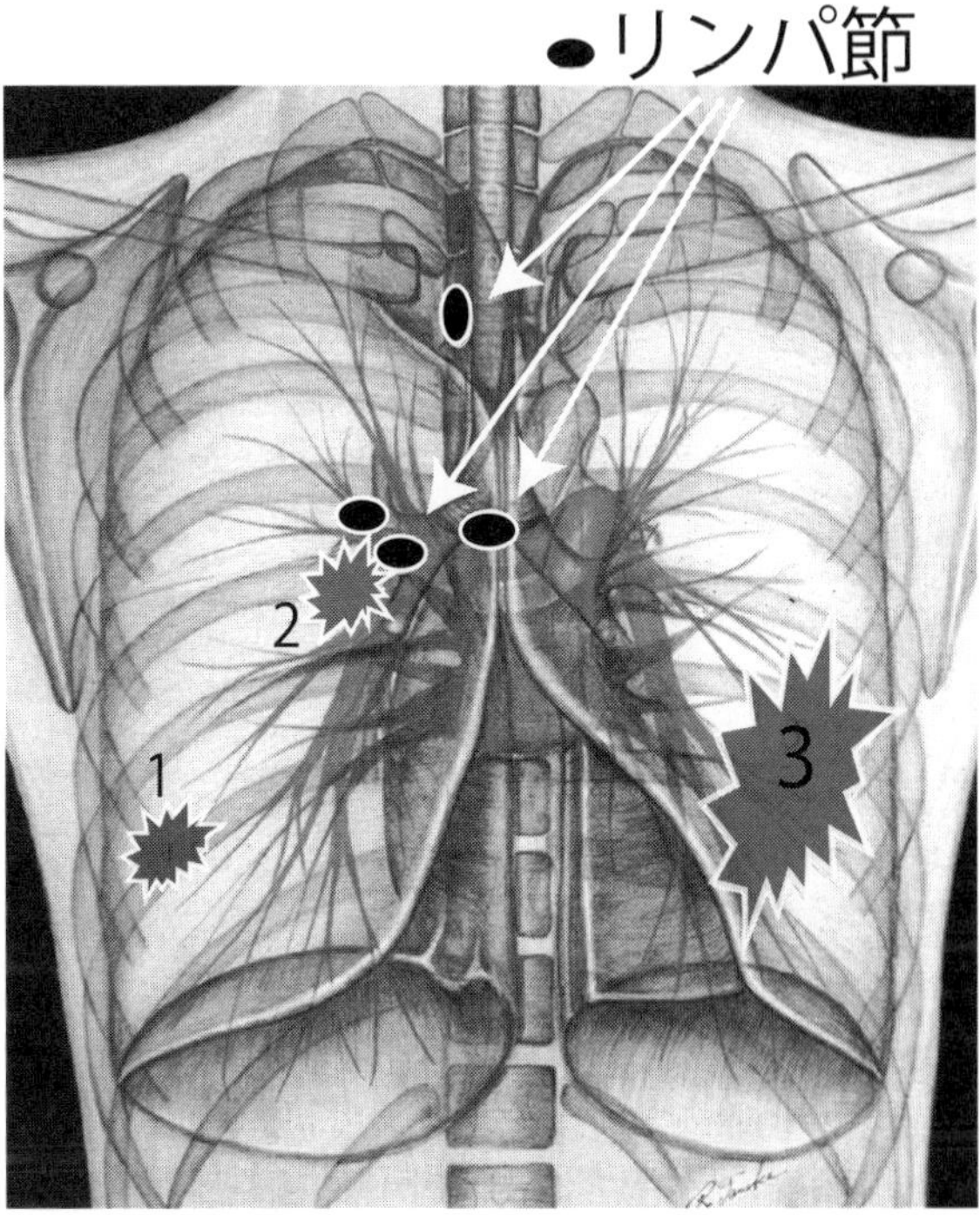

出典：京都大学医学部付属呼吸器外科ＨＰ

く開いて胸腔に手を入れなくても肺葉切除を行なうことができる胸腔鏡視下手術が可能になりました。

また、呼吸器外科の分野でも、内視鏡を進歩させた、「ダヴィンチ」という最先端の手術支援ロボットを使った手術も行なわれるようになりました。

手術の適応を決定する上で、或いは手術術式を決定する上で病期が非常に重要なことは述べましたが、もう一つ重要なことは、主要臓器の機能予備力を的確に評価することです。血液検査を含めた各種検査で評価されますが、次ページの表に示す日常生活の活動度、パフォーマンスステータス（ＰＳ：Performance Status）も大きな判断基準となっています。例えば、肺に基礎疾患があって普段から息切れのためにＰＳ３程度の活動度の患者は、手術を行なうことでＰＳ４となってしまう可能性が高くなります。

パフォーマンスステータス
（日常生活の活動度）レベル０～４

PS 0

全く問題なく活動できる。発病前と同じ日常生活が制限なく行なえる。

PS 1

肉体的に激しい活動は制限されるが、歩行可能で、軽作業や座っての作業は行なうことができる。例：軽い家事、事務作業

PS 2

歩行可能で自分の身の回りのことはすべて可能だが作業はできない。日中の５０％以上はベット外で過ごす。

PS 3

限られた自分の身の回りのことしかできない。日中の５０％以上をベッドか椅子で過ごす。

PS 4

全く動けない。自分の身の回りのことは全くできない。完全にベッドか椅子で過ごす。

次章は肺癌治療で最先端を行く、京都大学医学部附属病院・呼吸器外科、伊達洋至 医師への核心をついたインタビュー内容です。

第3章　伊達洋至 医師へのインタビュー

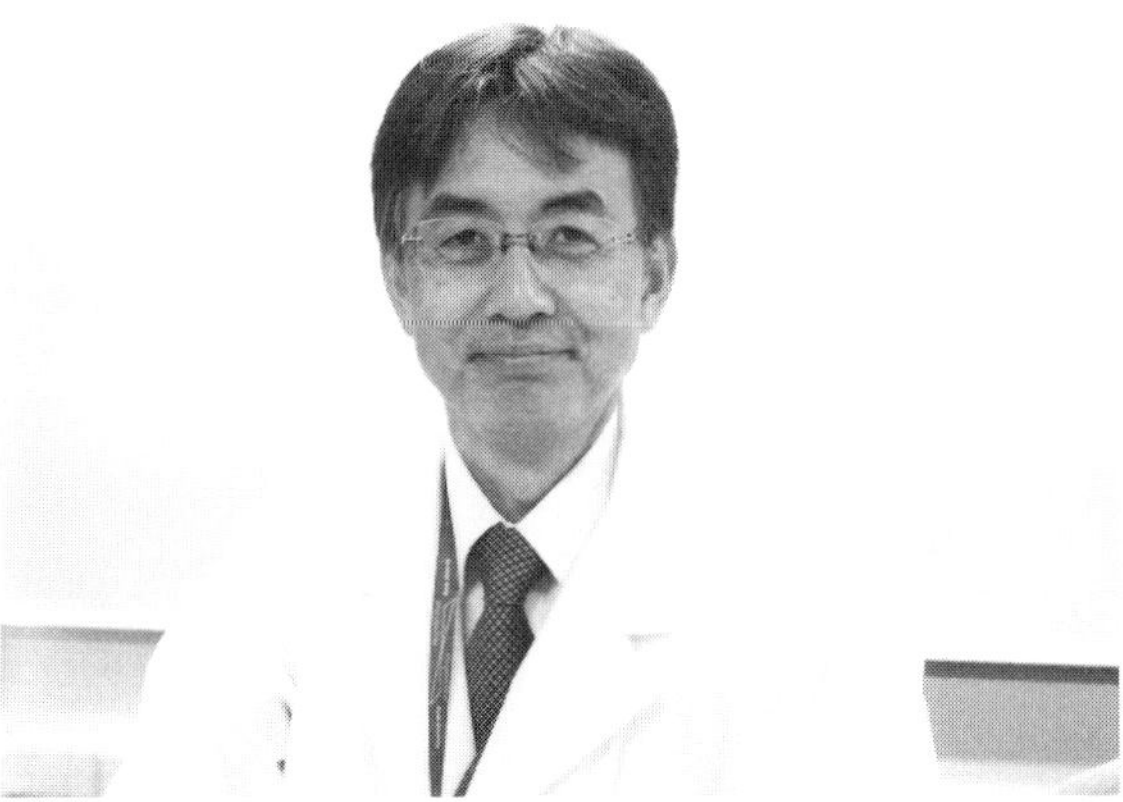

伊達《だて》 洋至《ひろし》 医師（呼吸器外科）

京都大学医学部附属病院 教授

１９８４年、岡山大学医学部第二外科大学院入学

１９８９年、ワシントン大学胸部外科、肺移植研究生

１９９３年、岡山大学医学部附属病院第二外科助手

１９９３年、米国クリーブランドクリニック胸部外科フェロー、１９９４年、ワシントン大学胸部外科肺移植フェロー、２００６年、岡山大学大学院医歯薬学総合研究科腫瘍・胸部外科教授

２００７年より、京都大学大学院　医学研究科器官外科学講座　呼吸器外科学教授

約３５００例の肺癌などの呼吸器外科手術を経験・日本で初めての生体肺移植を執刀し、日米通算２２２例の肺移植を経験

４００を越える英語論文（筆頭論文36）を発表

最適な治療を内科・外科を超えて検討する

癌の治療方針の決定方法

――まずは肺癌の治療方法についてお伺いしたいと思います。現在の肺癌治療は、外科、放射線、化学療法と連携していると聞きますが、治療の全体をコントロールされるのは、外科の医師でしょうか。

伊達　京都大学ではトゥモール・ボード（tumor board：腫瘍の検討会、又はキャンサーボードとも呼ぶ）があって、呼吸器外科、内科、放射線科が集まって治療方針を決定します。しかし、それは方針が難しい場合であって、治療方針が明らかな症例はそこには出ません。

例えば、「肺癌のⅠ期で元気な患者さんで、当然手術が第一選択」という症例は検討会には出ませんが、どのような治療が良いか検討する必要がある症例はそこに出して、皆で相談して治療方針を決めることにしています。

つまり、私だけで治療方針を決めてはいません。患者さんがたまたま内科に来たから内科の治療になって、外科に来たから手術というふうになるのはやはり良くなく、病院としての統一性、理論に基づいた治療方針の決定というのが大切だと思っています。

――その方針を聞くと、患者は安心です。

伊達　だから、「この人はどうかな」と思う患者さんには、「検討会をして、そこで皆で話し合いますので、もう一回、その結果を外来で話をさせてください」と言います。私の外来は月曜日ですので、木曜日の検討会で話し、次の月曜日に患者さんにその結果を話して、「治療はこうしましょう」と決めます。

――検討会で医師の意見が分かれた場合、最後は誰が決断するのですか。

伊達　それは皆で相談の上で決めます。意外に大きく違う方向にはいきません。大体、京都大学では、「こういう場合はこういう方針」というふうに事前に決めていますから。まぁ、なかには意見が分かれることはありますが。

――「なかには」というのは、どういう方向で意見が違うのですか。

伊達　例えば、「何とかこれは手術できませんか、癌を取ってもらえませんか」と患者さんから言われたときに、「技術的には可能である」と「実際に取ることが良いか」はまた別の話で、呼吸器外科が手術を断る場合もあります。

また、かなり進行した癌の場合には、「放射線・化学療法をしてから手術するのか」と「手術せずに放射線・化学療法だけでやるか」の完全な線引きはできないので、そういうときは皆の意見が分かれることは確かにあります。

しかし、滅多にあることではありません。しかも、これはどうかな?というところは臨床試験があります。臨床試験というと患者さんは自分がモルモットになると勘違いしますが、そうではなく、例えば進行した肺癌に対しては、「放射線と化学療法をしてから手術をしましょう」というのが一番良い治療法であるという、はっきりしたエビデンス(根拠)がないからです。しかし、京都大学ではそういうケースはこうしようと決めており、結構良い結果が出ています。(臨床試験は)我々はこれが一番良いと思ってやっているということです。

放射線治療で日本をリードしている京都大学

――大きな病院ではキャンサーボードがあるでしょうが、普通の病院では、患者としてはどう対応すれば良いですか。多くの場合、内科、外科に行って、それぞれの見解を聞

くということになると思います。

伊達　そこが我々と違うところで、他の病院では「これはとても手術はできません」という症例を我々は検討した上でたくさん手術しています。

キャンサーボードがないところでは、患者さんが二つの診療科に行くか、一つの診療科に言われたままにするかということになります。

――京都大学は日本の放射線治療もリードしていると、ある放射線専門医に聞きました。他に重粒子線治療はやっていますか。

伊達　重粒子はやっていません。ピンポイント照射という、定位放射線療法（病巣に対し多方向から放射線を集中させる方法。通常の放射線治療と比較し周囲の正常組織に当たる線量を極力減少させることが可能）において京都大学附属病院放射線治療科は世界的に有名です。手術が良いか、または放射線が良いかは大体、今は分かってきています。

そのどちらの治療が良いかという選択に迷うのは、患者さんの全身状態が悪いときです。例えば、糖尿病ですごく悪いとか、心臓の調子が良くないという、手術自体のリスクが高い人に対して、「それでも手術をすべきか、放射線療法でいくべきか」という判断です。基本的に手術をして癌を取った方が確実性は高いです。

ただ、身体への侵襲《しんしゅう》（生体内の恒常性を乱す可能性のある外部からの刺激）は、圧倒的に放射線の方が低いです。患者さんの癌の広がり（ステージ）、状態を見極めて、どういう治療法にするかということです。

基本的に主治医の先生が患者さんの状態を一番良く知っているので、手術が難しく放射線が良いと判断すれば放射線医にお願いします。

しかし、「これはどちらの治療法が良いか判断が難しい」という場合は患者さんに両方の話をします。手術、放射線、それぞれのメリット・デメリットを説明して、最終的には患者さんに選んでもらいます。もし患者さんが、「先生が一番良いと思う方法にしてください」と言われたら、「ではこうしましょう」と私の見解を話します。

――今は治療法がたくさんあるのは良いことですが、逆に患者にとっては選択することが難しいことはありませんか。

伊達　自分の治療法で悩むケースは、全体の中ではむしろ少ないです。大体の患者さんは自分が選択する治療法を理解していると思います。

免疫チェックポイント阻害剤について

――どうしても聞かなければならないのは、話題の新薬、免疫チェックポイント阻害剤のオプジーボ（ニボルマブ）です。あれは京都大学では何科の先生が処方するのですか。

伊達　それは当然、内科医です。外科医がすることはありません。腫瘍内科というものがありますが、『がん診療部』というのが京都大学にあります。呼吸器内科で腫瘍をやっている医師、放射線治療で肺癌を専門にしている医師などで『がん診療部』を作っています。実際にオプジーボや抗癌剤治療で入院治療が必要だと判断されたら、呼吸器内科病棟に入院します。

――では、オプジーボなどは『がん診療部』で適応を決めるのですか。

伊達　基本的にはそうですが、化学療法の専門家は呼吸器内科医ですから、例えば、あちこちに癌が転移していて、どう考えても手術ではない、放射線でもないとすれば、その範囲の中で抗癌剤をどう使うかとか、オプジーボもどう使うかは呼吸器内科のカンファレンス（検討会）で決めていると思います。

例えば、外科医が手術を選択し、放射線医も内科医も外科手術と判断したとき、外科医はどういう手術をしようかと考えます。ガバッと大きく取るか、小さく取るか、胸腔鏡《きょうくうきょう》にするかは、外科の中で議論をすれば良いことです。ですから、内科的治療にするときに、どういう抗癌剤をどの期間使うかは、その専門家がディスカッションして決めるべきことだと思います。

——実際、オプジーボは効果がありますか。

伊達　我々は使ったことがないので分りません。私は呼吸器外科医ですから。

——オプジーボが使われた患者を見ることもないですか。

伊達　それもありません。呼吸器内科にそれから先は任せますから。それに、オプジーボはまだ始まったばかりですから。常にこういう新しい薬が出ると過大評価、過小評価があります。これは本当に新しい分野で、皆が注目しているのは間違いないですが、魔法の薬では決してありません。

――日本肺癌学会がオプジーボの副作用や治療費などについて、慎重な声明文を出しているのを読みました。

伊達　あれにも書いてある通りで過度の期待は良くないと思います。生存率を見れば分かりますが、確実に下がっています。しかし、中には非常に長く生きる人がいるのも事実です。しかし、副作用の問題もあります。今までの抗癌剤とは違う副作用があると聞いています。時期的な副作用の出方も今までの抗癌剤とは違うとも聞いています。

例えば、点滴治療であれば、早期のうちに副作用が出ます。しかし、免疫療法というのはいつ副作用が出るのか分らないという特徴がある、と私は聞いています。ただし、これは私が使っている薬ではないので詳しくは分かりません。

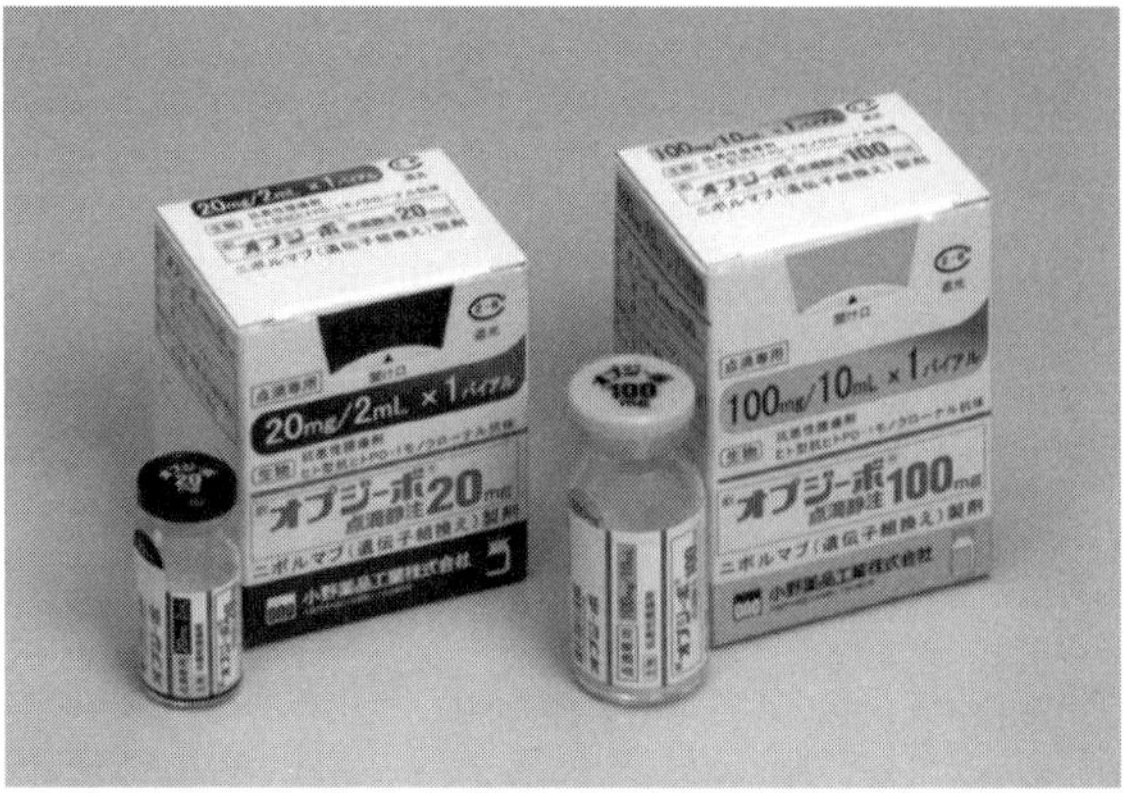

小野薬品工業のプレスリリースより

抗 PD-1 抗体ニボルマブ（商品名：オプジーボ）

日本肺癌学会は「ニボルマブ」について、肺癌患者に冷静に対応するよう声明を発表しました（要約）。

①ニボルマブはすべての患者に有効な「夢の新薬」ではない。
②ニボルマブにも副作用があり重篤になる場合がある。
③ニボルマブが使えない患者がいること。

かつて夢の新薬と報道された「イレッサ」の副作用で 800 人以上が間質性肺炎などで亡くなった教訓を踏まえて、学会はまだ使用経験の少ない新薬ニボルマブに対して冷静に、得られる利益と危険性のバランスを検討した上で使用するよう求めています。

先進的な情報と標準治療

――希望が持てる新しい治療とすでに実績のある標準治療がきちんと患者に伝わるようにと思っています。

伊達　それは分かります。そういう意味では、非小細胞肺癌に対してオプジーボはどういう位置にいるかとか、また、T790M遺伝子変異に効く非小細胞肺癌治療の薬が出ていますが、それについてコメントを聞くならば、私は適任ではありません。私は使っていませんから。（編注：T790M＝変異陽性転移非小細胞肺癌。T790Mに特化した世界初の抗癌剤『タグリッソ』が開発、承認され発売されている）

――伊達先生のように臨床経験がたくさんあり、最初に手術適応を考える立場の先生が

今後、期待される肺癌の治療法

放射線療法：
強度変調放射線治療（ＩＭＲＴ）
定位放射線治療（サイバーナイフなど）
重粒子線治療（Ｉ期非小細胞肺癌が対象）
ホウ素中性子捕捉療法
陽子線治療

化学療法：
免疫チェックポイント阻害剤（オプジーボ等）
分子標的療（イレッサ等）

レーザー治療：腫瘍焼灼法、光線力学的治療（PDT）

凍結外科手術：凍結融解壊死療法

電気焼灼術：ラジオ波焼灼術

ナノナイフ：不可逆電気穿孔法（海外で実施）

※癌の病期などによって治療法の判断は大きく異なります。副作用・リスクなど医師と十分に話し合い、自分に最適な治療を慎重に判断しましょう。

肺癌の新薬について、どう考えるかをお聞きしたかったのです。

伊達　それは、対象となる患者さんが全然違います。抗癌剤の新薬は手術ができない患者さんが対象になるからです。または、手術をして不幸にも再発して、さらに従来の抗癌剤も効かないというケースに対してなので、我々が手術している患者さんとは全然違うということです。

肺癌手術の最前線

年間症例数

――先生は個人で年間、どれくらいの手術をされていますか。

伊達　京都大学附属病院の呼吸器外科では、全体で５００例くらいです。私が実際に手を洗って手術室に入ってするのは年間で百数十例です。

――呼吸器外科医として年間、どれくらいの手術数が最低でも必要と考えますか。

伊達　これも難しいところですが、感覚的には1週間に1回というのは一つのラインだと思います。ただ、私がずっと年間で百数十例かというとそうではありません。

例えば、私はアメリカのクリーブランドクリニックにいたときは年間500例くらいやっていました。

手術というのは技術的なところがあります。スポーツと同じで、一定期間に濃密に同じことを繰り返す時期というのは必ず外科医には必要だと思います。

そこでマスターしたものはそんなに忘れません。そうすると、その技術を維持、発展させるのに毎年同じ500例がいるかというと、それはいらないと思います。

手術支援ロボット『ダヴィンチ』

――技術といえば、先生はダヴィンチ手術をされますね。どういう場合がダヴィンチ手術の適応になりますか。またどのようなメリットがありますか。

伊達　ダヴィンチ手術は今までの胸腔鏡《きょうくうきょう》手術の進化版と思ってください。胸腔鏡手

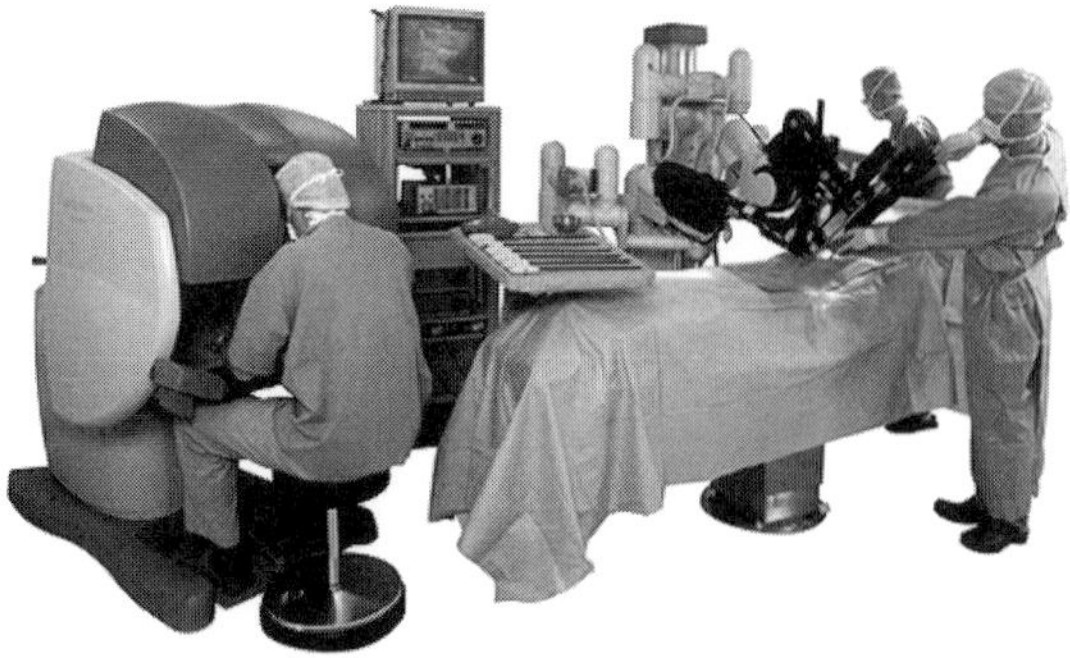

日本ロボット外科学会ＨＰより

ダヴィンチ手術

京大医学部附属病院では、低侵襲《ていしんしゅう》手術に取り組み、年間約200例の肺癌手術のうち８割を超える症例で積極的に胸腔鏡（内視鏡下手術）を使い治療しています。

最新の低侵襲手術にロボット技術を応用したダヴィンチ手術があります。ダヴィンチ手術（正確にはロボット支援胸腔鏡手術）は正確なコントロールが可能なマニピュレータと超高精細３Ｄ内視鏡を使った次世代内視鏡手術です。伊達洋至教授と佐藤寿彦医師が担当して2011年12月に第１例を行ない、2016年5月現在までに、40例を施行しています。

（肺癌26例　縦隔腫瘍14例）

術のデメリットとして、どうしても角度の問題など、やりにくい場合がありました。胸腔鏡では真っ直ぐの長い棒で離れた場所から手術をするようなものが、ダヴィンチではタコの足のように自由に動かせます。そうすることで、きめ細かい手術ができるのがダヴィンチ手術のメリットだと思います。

これは手術をする側の話で、受ける側にとっても細かい手術ができる方が良いと感じるでしょう。では、細かい手術だと何が良いか。

患者さんにとって一番のメリットは生存率が上がるとか、合併症率が下がる、痛みがどんどんと下がるというのが良いことでしょう。しかし、そこはまだ科学的には証明されていません。実際にダヴィンチ手術をやってみると、胸腔鏡では「かゆいところに手が届かない」のが、ダヴィンチ手術ではきれいな手術ができます。

それは最終的には、患者さんにとってのメリットになることが証明される可能性が十分にあるだろうと思います。

あとは、ダヴィンチ手術は物（器具）の出し入れがありません。胸に穴をあけて、物を出し入れするとどうしても擦《す》れます。そうすると痛みが出てきます。しかし、ダヴィンチ手術は一度、手（アーム）が入れば、その中でずっとできる、物の出し入れがありません。胸に開いた穴に対しても刺激をしない作りになっています。そういう意味で患者さんが痛みを少なく感じる可能性は、十分あるだろうと思います。

今日も実はダヴィンチ手術をしていましたが、今まで40例くらいです。胸腔鏡手術は1000例近くやっていて、ダヴィンチ手術は40例ですから、これを比較することは難しいですが、良い機械であることは間違いないです。

――今後の方向性としてはロボット手術になっていきますか。

伊達　そこは経済的な問題があります。今は保険適応ではないので、京都大学で肺癌のダヴィンチ手術は200万円かかります。患者さんにとって、なかなか

200万円は高いと思うのは当然です。

ロボットを使うのはあくまで人間

――先生は、今でもピンセットで縫合の訓練をされていると聞きました。こうした職人的な技術が、ダヴィンチ手術でも活かされるということですか。

伊達　もちろん、そうです。ダヴィンチというのはあくまでもロボットで、それを使っているのは人間です。どんなに良い機械でも操作する人が下手だったら、それは良い手術になるわけがありません。上手い人でも古い鑷子《せっし》（ピンセット）、古い鋏《はさみ》で手術していたら、それは良い手術になりません。

では、下手な人が良い鑷子、鋏でやったら、それは良い手術になるか。それもノーです。ですから、技術、道具の両方が大切です。

ダヴィンチ手術は早期癌が対象

――患者には、ダヴィンチ手術についてどのように説明しますか。胸腔鏡手術の適応の患者で、お金があればダヴィンチ手術も可能ということですか。

（編集部注：ダヴィンチ手術は、胸部の手術ではまだ保険適応にないため、自費診療。京大附属病院でも、縦隔腫瘍手術の場合約１１８万円、肺癌手術の場合約１９８万円の費用がかかる）

伊達　ダヴィンチ手術は新しい方法ですが、胸腔鏡手術はたくさんの経験があります。基本的にⅠ期の肺癌で極めてシンプルな症例が対象です。例えば、結核の既往《きおう》で胸腔が癒着《ゆちゃく》している人は手術中に片肺換気というのをやりますが、それに耐えられない人など複雑な症例は、たくさんの経験のある胸腔鏡手術でやっています。

複雑なものではなく極めてシンプルな症例は、胸腔鏡でもロボットでもできますと説明します。もちろん、ロボット手術でも複雑なことはできますが、現時点では始まったばかりの治療ですから、シンプルな症例を選んで患者さんがロボット手術を希望したときだけ行なっています。それも圧倒的にロボット手術が良いからという説明は絶対しません。ただ、こういうメリットの可能性がありますが、エビデンス（証拠・根拠）として証明されているわけではありません、と説明します。

——もし患者が「私はどちらでも良いです、先生が良いと思う方を決めてください」と言ったら、どう答えますか。

伊達　じゃあロボット手術にしましょうと言います。胸腔鏡手術を希望する患者さん、ロボット手術を希望する患者さんの両方います。

肺移植への挑戦

日本の肺移植の４割を執刀している

――伊達先生は肺移植で有名ですが、移植はどれくらいされていますか。

伊達　移植は去年、1年間で27例です。約2週間に1度、プラスアルファぐらいです。大体、半分が脳死の方からで、半分がご家族からの生体移植です。日本では脳死のドナーが非常に少ないです。大体、この数年間で脳死ドナーからの肺移植は日本全体で年間40例です。

日本の肺移植の4割くらいは私がやっています。脳死肺移植を待っている人が日本全体で３００人くらいでその中で脳死移植までたどり着ける人は年間40人くらいです。脳死ドナーの数が足りません。患者選定にはきっちりしたルールがあり、選ばれた人から移植を受けるという形になりますので、ものすごく待つことになります。最近、移植を受けている人の平均待機期間は８００日を超えています。待機登録をした半数近くの人が移植を受けることなく残念ながら亡くなっています。非常に難しいです。だから、生体肺移植がどうしても日本では必要な医療になります。

しかし、生体肺移植は本来、あるべき姿ではないと思っています。やはり、生きている人からではなく、脳死で亡くなった人から「最後の命の贈り物」として頂くというのが本来の移植医療のあるべき姿だとは思います。

――先生が出演されたテレビで、半分はお母さんの肺、半分は叔母さんからというケースがありましたが、肺は肝臓のように増えていく臓器ではないので、提供者も決断が必要だと思いました。

伊達　そうです。そこが提供者にとって負担が大きいところです。肝臓は切って渡しても、残った肝臓が大きくなりますが、肺は基本的に再生しません。残った肺が膨れて多少はカバーしますが、決して元には戻りません。頂ける肺の大きさも一部で小さいものです。

移植を受ける人にとっては、比較的小さい肺が基本的に移植されます。脳死の肺移植の場合は肺全部がもらえます。サイズがぴったりの肺が基本的にはもらえますが、生体肺移植の場合は比較的、小さいもので何とか移植していくことになります。そうすると、小さ過ぎても上手くはいきません。それに対して京都大学では新しい手術方法を開発しました。そのため手術症例数も増えています。

具体的には、本人の肺の一部を残す、右の肺を左の肺として移植するなど、新しい術式をやっています。（２０１４年、京大病院では、呼吸器外科が中心となり、世界で初めて肺を反転した生体肺移植に成功した）。

右肺一部を左肺として使える

伊達　2014年の手術によって、右下葉を左肺として使えることがわかりました。これにより移植できる肺が小さいために肺移植ができなかった患者さんにも、肺移植の可能性が広がりました。

さらに、3Dプリンターで作製した立体模型を用いて手術のシュミレーションに応用をすることで、移植はもちろん、心臓などの難しい手術で活用できる可能性もあります。この立体模型の特長は、一般的な人間の臓器の模型ではなく、患者さんのCTからとった、患者さんの臓器そのものだという点です。

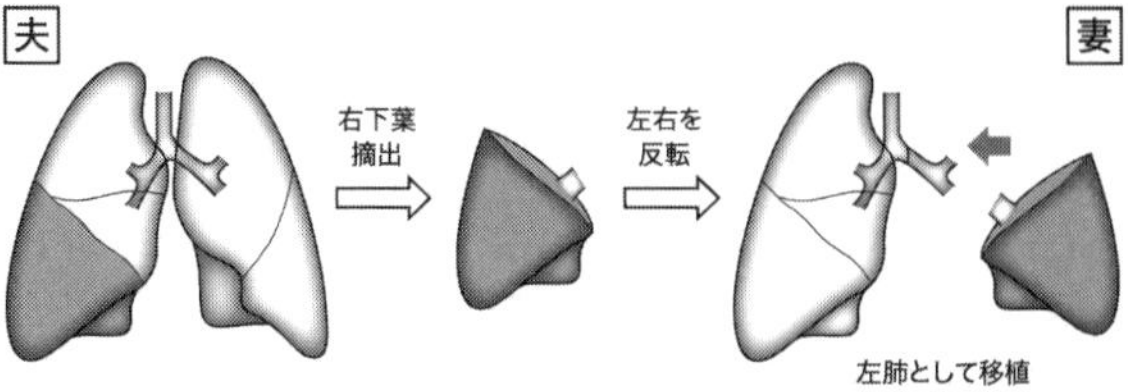

出典：京大病院広報 vol.104

世界初、肺を反転しての生体肺移植に成功

2014 年、京大病院が世界で初めて、肺を反転させての生体肺移植に成功しました。（夫の右肺一部を反転させ妻の左肺に移植）

３Ｄプリンターで患者の肺などの立体模型を事前に作って縫合場所などを確認するなど、準備を念入りに行ないました。

脳死肺移植の難しさ

――脳死だとどうしても移植まで時間が経ってしまうと思います。肺が大きくても機能が低下している場合と、生体肺移植のように肺機能が高い肺を移植する場合とでは、比較が難しいのではないですか。

伊達　その通りです。脳死からの移植は、当然ですが脳死になった方からの臓器提供です。そうすると、例えば、脳梗塞《のうこうそく》、脳出血という何らかの病気で亡くなった方の臓器ですから、その肺がもともと完璧な肺や健康な人の肺ではないこともあります。さらに、脳死の方は、亡くなる前に人工呼吸器をつけ何日も経っているので、肺が人工呼吸器でどうしても傷んでしまいます。人工呼吸器は陽圧《ようあつ》（外から圧をかけることで肺へ空気を流す）で肺を膨らましています。さらに、京都まで運ぶ間は、血流が全くない状態になるわけです。

このように、脳死の方から移植する場合は肺は大きくても、傷んでいる可能性があります。しかも全くの他人の肺です。

それに対して、生体肺移植ではできるだけ切除する大きさを小さくするので小さい肺ですが、隣の部屋から運ばれて来ます。問題ないことが分かっているご家族からの小さめの肺を移植するのか、十分な大きさの脳死ドナーからの肺を移植するのかは、メリット、デメリットの両方があります。

ただ、最終的な結果、生存率はあまり変わらないです。しかし、移植を受ける前の段階は、生体肺移植を受ける人の方が圧倒的に病状が悪いです。

間に合わない、もうドナーからの肺の提供を待ってられないという病状で、人工呼吸器をつけている人に生体肺移植を行なったりします。

理想の呼吸器外科医とは

――先生が理想とする呼吸器外科医の条件を挙げて頂けますか。

伊達　私は臨床に関しては患者さんにとって一番良い治療の提供をすること、これに尽きると思います。診断力、技術も重要ですが、その人にとって一番良い方法を選択すること。

まず、手術が必要かという判断があって、手術するならその方法、患者さんに最適なものを提供するということだと思います。

エビデンスのあるものはそれに沿ってやれば良いわけです。例えば、ステージⅠの元気な人であれば、当然手術が選択されます。先ほど言った、意見の分かれる症例、進行した肺癌をどうするかというところは、自分の過去の経験などに基づいて最終判断をします。そういうことができる人がやはり、良い呼吸器外科医だと思います。

完全胸腔鏡下手術

――肺癌の手術では、開胸手術と胸腔鏡手術を併用する「ハイブリッド手術」とダヴィンチ手術のような「完全胸腔鏡下手術」があると聞きましたが、その違いについて説明をして頂けますか。

伊達　我々は「完全胸腔鏡下手術」をやっており、患部は基本的に直接見ません。ずっと画面を見て手術しています。どちらもメリット・デメリットがあります。直接、患部を見ている人は深さも確認できますが、モニターで見ていると深さは分かりません。ダヴィンチ手術は、モニターでも３Ｄ・立体的に見えるので患部の深さが分かります。これは大きなメリットです。

呼吸器外科医の年齢と経験

——外科医の方は年齢の問題もありますね。よく心臓外科医のピークは何歳といったような話がでますが、呼吸器外科医も同様ですか。

伊達　私の感覚では、心臓血管外科、形成外科、脳神経血管外科は手術技量が結果に直結します。これはやはり、医師の技量によってその結果も違うと思います。しかし、我々がやっている肺癌の手術はもちろん技術も大切ですが、ある一定以上の技術があれば、判断力であったり、適応を決める経験を持っていることの方が大切です。そうすると、ある程度の年齢を超えた人の方がいっぱい経験を持っていますから、決して高齢だから悪いということにはなりません。60歳を超えたから悪いということでは決してないと思います。

胸腔鏡下手術（鏡視下手術）

胸腔鏡下手術とは、胸に小さな傷をつけて行なう手術方法で、2cm 程の切開を複数作成し、そこからカメラと手術道具を挿入して行ないます。
胸腔鏡下手術が増え、①小さな傷で、肋骨に負担をかけずに、②良好な視野で安全確実に、③開胸と同等の手術を行なうよう、低侵襲化（体に負担をかけない）が進行しています。

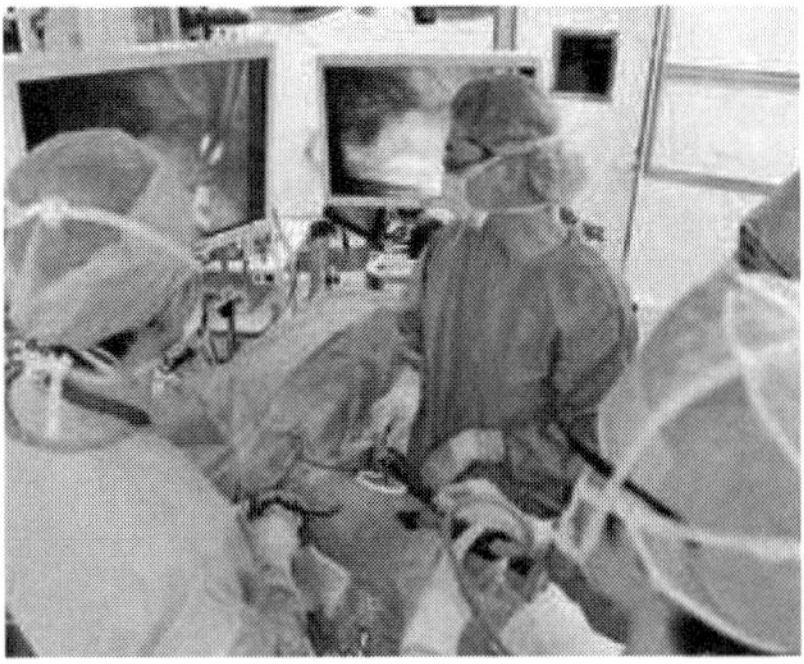

京都大学医学部附属病院の呼吸器外科では、2014 年、肺癌手術のうち 74%が完全内視鏡下で行なわれ、平均在院日数も減少しています。

出典：京都大学医学部附属病院 ガイダンス ２０１６

若手の育成

——外科医を志望する医師が減っていると聞きます。技術を持った医師を一定数、今後も保てると思いますか。

伊達　それは大丈夫だと思います。少なくとも京都大学ではトレーニングし、手術を見たり実践したりしています。今、私がもっとも大切にしているのは自分の手術の技術を後世に伝えることです。

同じ肺切除手術でも、医師によって使う道具、切る道具などが違います。どういう場面でどういう処置をしているのか、実際に見るととても勉強になります。手術に立ち会うことで実に多くのことが得られるという点が、外科と内科の違いだと思います。

――その誰が上手いかというところが患者の知りたいところです。

伊達　それは、私たち医師でも判別は難しいです。全ての医師の手術を目の前で見たというわけではありません。学会で発表される手術ビデオを見たり話を聞いたりし、その人の判断力、人柄を推察するわけです。だから、一般的な人はそこまでのことは分らないと思いますので、難しいと思います。

――本当は人柄も重要だと思いますが、そこまで調べることは難しいです。昔の人格者的なお医者さんが本当は良いのかもしれません。

伊達　人柄がやはり非常に大切です。しかし、昔の医者が本当に良かったのかは疑問です。昔はお医者様、お医者様でしたから。

有名な話があって、ある先生が手術して合併症で患者さんが亡くなりました。そうしたら、亡くなった患者さんの家族が、「先生に手術して頂いて、回復しなかったのは、本当に先生に申し訳ないです」と言ったという話があります。そういう時代がありました。今はそんなことはあり得ないです。これはあくまで逸話《いつわ》ですが、今は時代が変わりました。

セカンド・オピニオンで来る患者が多い

――今は患者の立場で聞いていますが、逆に医師の立場から「医師にはこういう聞き方をすれば良い」というコツみたいなことはありますか。患者も何を医師に聞くべきか、分からないという人がいます。

伊達　それは聞きたいことを自由に聞いたら良いです（笑）。よく言われるのは、セカンド・オピニオンに行くことを言い出しづらいとかありますが、そんなことはありません。私のところにはセカンド・オピニオンのために受診する患者さんが多いです。今、外来に来ている患者さんの3分の1くらいは、セカンド・オピニオンです。

——セカンド・オピニオンで来る患者で、前医の診断が良くないと思うことはありますか。

伊達　いろいろです。多くの場合は紹介者の医師は正しい判断をしています。「これはこの先生の言う通り、私の見解も全く同じだと思います」とお話しするのが大部分です。しかし、中には違うものがあって、「私だったらこうします」と言うのがあります。

肺癌治療と移植手術の重要な関係

他の病院で「手術不可能」と宣告されても希望はある

――先ほどの話で、他の病院で手術を断られた患者が、なぜ京都大学では手術できるのでしょうか。要するに伊達先生がいるからということですか。

伊達　例えば、大血管に癌が付いているとか、背骨に癌が付いているものを手術できるところはそんなに多くありません。ここは肺移植をやっているのでそういう手術もできます。

私は技術的に癌が取れないからあきらめるというのは、外科医として敗北だと思っています。癌を取るべきかの判断は別ですが、患者さんが元気なら、あらゆる手段をこうじて、技術さえあれば癌が取れるという場合は取るべきだと思います。大手術でもやります。

つい最近やった症例は、背骨の一部を整形外科と協力して取るような手術をやりました。昨日も「自分の病院では手術ができません」と言って患者さんを送ってきた症例で、大血管に癌が付いていたので、放射線・化学療法で小さくしたのを血管ごと取って、つなぎ直す手術でした。もともと京都大学は私が来る前から大きな手術が得意だったことは間違いないです。

肺移植をやっている施設はレベルが高い

――肺移植をやっているというのが、施設、医師の技術レベルを示しますか。

伊達　肺移植をやるためにはいろんな条件がそろわないと絶対にできません。心臓血管外科、麻酔科の優秀な先生、大人数で本当に大変です。肺移植の技術を使った、肺癌手術もいっぱいあります。少なくとも私は肺移植をやっているから、他の人ができない肺癌手術ができる場合があると思っています。肺移植の技術を使った肺癌手術というテーマで講演もしています。

――移植と癌の手術は専門が違うと思っていました。

伊達　肺移植というのは肺を取り出して、別な肺を縫い付けるわけです。肺癌の手術は肺の一部を取るということです。肺を取り出して、縫《ぬ》い付けるという再建に関して肺移植は特化しています。それを年間27例もやっていると、縫ってまたつけるということをすごくたくさんやっているわけです。気管支、肺動脈、肺静脈を縫い付けるし、両方の肺だと一人に6カ所くらい縫う場所があります。そういうのを常にやっていると、肺癌手術の中で、一回切ってつなげば、癌も取れて肺機能も残せるというときに、すごく役に立ちます。

今、お話ししたのは拡大手術といって、かなり進行した癌をなんとか技術で取ろうというもので、小さい癌を胸腔鏡で取る話とは別です。

日本の肺癌治療は世界レベル

――先生はアメリカで移植の技術を学ばれたと聞きましたが、日本とアメリカの医療の差についてどうお考えですか。

伊達　肺癌の外科治療については日本が間違いなくトップレベルだと思います。肺移植に関して日本は数が非常に少ないです。京都大学は年間27例というと多く感じるかもしれないですが、アメリカでは年間１００例やっている施設が数施設ありま す。一番多いときは年間１５０例、週３回肺移植をやっています。アメリカは症例数が多いのでいろんな経験をしています。

しかし、移植後の生存率、成績についてはおそらく京都大学の方が良いと思います。日本人の手術レベルの高さと、数が多すぎると細かい対応ではなく、ベルトコンベアのようになってしまいますが、年間27例くらいだと1例1例、非常に丁寧にできる良さがあるかもしれません。

――肺癌になりやすい人の特徴はタバコ以外でありますか。

伊達　それは圧倒的にタバコです。日本はきれいな国ですから、環境要因はあまりないと思います。

拡大手術　縮小手術

外科療法は血液を除くほとんどの癌に対して行なわれ、原則として、癌の主病巣と所属のリンパ節を取り去ります。癌が原発部位だけにとどまっていて、転移等が確認されない場合には最も有効な選択肢といわれています。

しかし、進行した癌に対しては、根こそぎ癌を取る手術にこだわらず、放射線療法や抗癌剤を組み合わせて完治を目指す集学的治療を行なうことが、現在の癌治療の主流となっています。

出来るだけ広い範囲を切除し、再発を防止する手術を拡大手術、切除する範囲を出来るだけ最小限にとどめ、体に与えるダメージ・負担を軽くする手術を縮小手術といい、癌の外科療法はこの二つの方向に向かっています。

拡大手術と縮小手術は正反対のものですが、癌治療の進歩に伴って起こってきた大きな流れで、拡大手術が可能になったことで、これまでは手術が出来なかった癌に対しても手術が出来るようになり、縮小手術が可能になったことによって切り取らずにすむ臓器や組織が多くなっています。

なぜ遺伝子異常が起こるのかは解明されていない

――喫煙とは無関係に起きる腺癌《せんがん》は女性に多いと聞きますが、要因は何ですか。

伊達　遺伝子異常がなぜ起きるのか。それが解明できたらノーベル賞がもらえるでしょう。肺癌の原因となる遺伝子異常はいろいろと見つかっています。その中でタバコを吸っている人はいろんな遺伝子異常が入ると思います。それが蓄積されて癌になるということです。

一方、女性のタバコを吸わない人がなる癌、例えば薬の『イレッサ』が効くような、「EGFR mutation（遺伝子異質）」という一つの遺伝子に異常ができるだけで癌になるというものがあります。そこをピンポイントで攻めれば治療になるものもあります。

肺の腺癌については60％くらいが何の異常で癌になったか、分かるようになりました。残り40％はまだ分かっていません。ただし、遺伝子異常が起こったことが分かりますが、なぜ、遺伝子異常が起きるかは分かっていません。もし、それが分かったら、そうならないようにできますが。

――受動喫煙の影響は大きいですか。

伊達　やはり悪いと思います。副流煙の方はより毒ガスが入っていますから。（主流煙より）２００倍ぐらい悪いです。

――患者がどうしても切りたくない、手術をしたくないと言ったらどう対応されますか。

伊達　説得はしますが最終的には患者さんが選ぶわけです。無理矢理、手術するわけにはいきませんから。

――その時は切りたくないと言ったけれど、後で、「切れば良かった、もっと説明して欲しかった」というケースの話です。先生が手術を勧めても手術をしない人はいますか。

伊達　ほとんどいません。もともと、手術しようと思う人が来ているからというのもあると思います。

胸部レントゲン検診

――癌の早期発見、肺癌検診についてのアドバイスをお願いします。

伊達　まず、タバコを吸っている人は毎年、ＣＴを撮って検査することです。ＣＴ検査をするメリットは肺癌に関しては最近、証明されました。

――ＣＴとレントゲンを両方受けるべきと書いてある場合もあります。

伊達　これは難しいところで、肺癌検診を専門にしている先生の中でも混沌《こんとん》としているところがあって、今まで胸部レントゲン検査の検診の科学的な有効性は証明されていませんでした。

例えば、検診をして早期肺癌が見つかります。手術をして、癌を取って治りましたと。一方、検診をしていなかった人は見つかったときは進行癌が多く、手術もできずに早く亡くなってしまう。これも事実です。病院に来る、「私は検診を受けて癌が見つかったという人」と「私は検診を受けておらず、進行癌が見つかりましたという人」はその後の成績が全然違います。

そうすると検診というのは、当然良さそうだなと思います。しかし、毎年、レントゲンを撮った方が良いかということを科学的に証明するためには、あるグループは毎年レントゲンを撮ります、別のグループは全くレントゲンを撮りません、といったような長期間にわたる調査をしなければなりません。

例えば1つのグループを100万人として、レントゲンを撮ったグループは、撮らないグループより肺癌の死亡率が下がるならば、効果、有意差が初めて証明できます。

これはとても難しい比較です。1970年くらいにアメリカで、毎年レントゲンを撮ってもその地域の肺癌の死亡率は有意に下がりませんでした。それでアメリカでは胸部レントゲンによる住民健診は意味がないとしていました。

最近、次のようなレポートがありました。癌になるリスクが高い人だけを選んで、一方の群の人たちには毎年胸のレントゲンを撮り、もう一方の群の人たちには『low-Dose CT（低被曝CT）』でCT検査をしました。そして、データを比べると、CTを撮った群全体の肺癌による死亡率が有意に下がりました。やはり、早期癌が見つかるからだと思います。

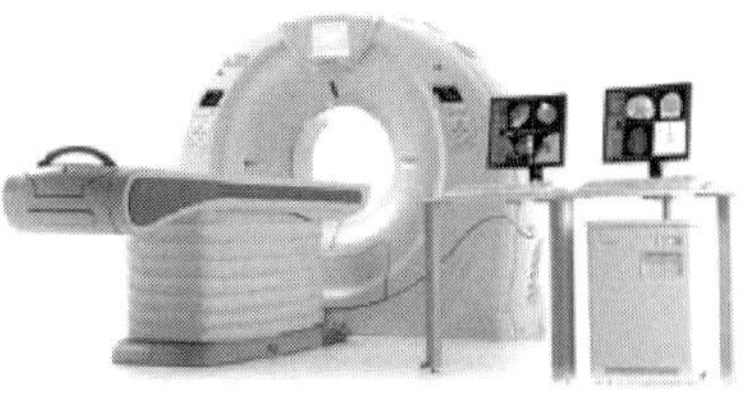

東芝の被ばく低減用ＣＴ装置システム

ＣＴ検査の技術革新

ＣＴ検査には、検査で異常な部位が見つかるメリットがある一方、検査で使われるエックス線による被ばくのデメリットがついてまわります。

装置の高性能化は、臨床的な有用性を損なうことなく、いかに低被ばく化するかが常に問われ続けています。

東芝メディカルシステムズ社は、国内のCT販売台数シェア50%超（2012年度調査）ですが、この課題に、独自のスキャン方式と、さまざまな被ばく低減のソフトウエアの相乗効果により、常により低線量で撮影が行なえるよう技術革新に努めています。

特に、低被ばく化技術「AIDR 3D」によると、最大50%の画像のノイズ低減と、75%の被ばく低減効果があるということです。

参照：東芝メディカルシステムズ社ホームページより

呼吸器の専門医に検診を

――毎年検診と言っても、どこの病院でも同じ結果にはならないと思います。診断する医師によって違いはありますか。

伊達　それはあります、当然です。レントゲンでもＣＴでも、「これは肺癌である」と１００％断言できることはありません。なぜなら、レントゲンは影ですから「肺癌の疑い」です。それも「99％以上肺癌だ、誰が見ても肺癌」という場合と、「99・9％以上の確率で肺癌ではない」という影もあるし、その中間もあります。医師の皆に手をあげさせたら、半分の医師は肺癌と言い、半分の医師は肺癌ではないと言う、そういう肺癌の影はたくさんあります。

——それは当然、医師によって診断が変わるということですか。

伊達　例えば、私は肺癌の可能性もありますし、そうでない可能性もありますと正直に話します。

——それなりの良い病院、医師を選ぶべきだということですか。

伊達　そう、この分野を素人の医師が見るのは危ないです。呼吸器のレントゲンがきっちり読める先生にお願いすべきでしょう。

ドクターフィー（医師への直接報酬）は絶対に必要

——患者が良い医療を受けるには、医師の待遇改善も必要だと思います。優秀な医師は高い報酬を得るのは当然で、ドクターフィー（医師への直接報酬）は必要だと思いますがどう思いますか。

伊達　私は絶対、つけるべきだと思います。ないのは日本だけです。私は教授になってずっと手術していますが、教授になってメスを置く先生もいます。

ただ、システムを整備しないで単にドクターフィを導入すると、やればやるほどお金が入ってくることになり、不必要な手術をたくさんしようという人が出てきます。メリット・デメリットは確かにありますが、技術の差が全く治療費に反映されない、ゼロというのはいかがなものかとやはり思います。

今の若い医師は上達が早い

――外科医は憧れの師匠について、技術を学んでいくというイメージですが、今の若い医師の教育方法は変わりましたか。

ドクターフィーとは

ドクターフィーとは、医師の報酬改善の解決のひとつとして、本来、直接医師に技術料を支払うことです。医師に支払われるドクターフィーと病院に支払われるホスピタリティーフィーがあり、アメリカでは既に両方採用されています。
ドクターフィーにより、患者が治療を受ける医師や病院を選ぶことができます。

利点としては、専門医が非常勤医として、契約した複数の病院で仕事ができるようになることです。専門医が病院に専属しなくて済むようになり、医師の偏在や不足が解消し、また、研修医と熟練した医師の治療費が同じであるというようなことがなくなります。

欠点としては、日本では、すべての国民が平等に医療を受けられるという国民皆保険の根幹に抵触するおそれがあること等があげられています。
平成 22 年 2 月 12 日付の中央社会保険医療協議会の答申書の中で、「平成 22 年度診療報酬改定で講じることとした、厳しい勤務実態にある病院勤務医の負担軽減及び処遇改善に係る措置の効果を検証するとともに、その結果等を踏まえ、いわゆるドクターフィーの導入の是非も含め、さらなる取り組みの必要性について、検討を行なうこと」と記載されています。

伊達　今はビデオカメラが発達していますから、皆が手術を見ています。京都大学では病棟で手術が医療スタッフに中継されています。「今、どこまで手術が進んでいるから、次の患者さんは何時頃に始まるな」と分かるようになっています。そういう状況なので若い人たちは覚えるのがすごく早くなっています。昔は井戸の中で手術しているようで、頭を入れて見ようとしたら、「邪魔だ！」と怒られました。もう全然見ることができないのに、「こっちに引け！」と言われ、見えないのに手術が終わったら「手術記録を書いておけ」と言われて、私は見えなかったから書けませんとも言えず困ったものです。

今は、手術の様子をモニターに大写しにしていますから、どう剥離《はくり》するか、どう処置すれば上手くいくかをしっかり見ることができます。若い人たちは手術を覚えるのがものすごく早くなりました。それはビデオに撮ってあり、後から反復もできます。上手くいかなかったときの反省も、きっちりできるようになりました。

私は京都大学に来て8年少しですが、京都大学全体の手術レベルは確実に上がっていると思います。皆、相当上手です。

執刀医と指導医の違い

――患者は執刀医が誰かを気にしますが、これは正しいですか。

伊達　執刀医ではなく、指導医が大切です。そこの手術を誰がコントロールしているかということです。執刀医は若い医師でも、指導医がきっちりしていて、指導医と同じレベルの手術を若い執刀医ができれば良いわけです。指導医がとても大切です。それは一般的に皆さんが考える執刀医と同じ意味です。一般に執刀医というのは全体をコントロールしている医師という意味で使っていると思います。一つ一つの技術、そこで誰が手を動かしているかというより、流れをきっちりと作っている医師が一番大切だと思います。

――例えば、年間の手術数が300例と言っても個人の症例数ではないと思いますが、その他の手術もトップの医師が基本的にコントロールしているということですか。

伊達　もちろん、そうだと思います。

――実際に患者の全員が伊達先生にお願いしますと言っても無理だと思いますが、コントロールするというのは実際に手術場にいるということですか。

伊達　最近の患者さんの中には、「伊達先生が執刀してくれますか」とズバッと聞く人も多いです。私が患者さんに説明するのは、「京都大学はチームとして手術をやっています。あなたが希望されるのであれば、私は責任者として必ず入ります」と説明します。

私が手術の全部をやるということは不可能です。私以外は手を出さないでくださいという意味なら、チームとしてやっているのでお断りします。まぁ、そう言う人はいませんが。

よく大学病院では手術の経験もない人に手術されるのではないかと、心配される方がいます。しかし、若い医師にも手術をさせないとチームとしてダメだと思います。私自身も生まれて初めて手術した、という経験が当然あります。だから、今の自分があります。やらせてもらわないと上手くなるわけがないです。それをいかに患者さんの不利益にならないようにしながら、やっていくことができるか、できないかが指導医の能力です。

そういう人が、いるかいないかが、すごく大切だと思います。

そういう意味でも、治療はチームで行なっていくものということができます。

＊現代医療を考える ———

医療は、日進月歩である。

昨日まで助からないと言われた人が、今日には助かる時代になった。

通常困難な手術も名医によって奇跡的に助かる患者がいる一方で、さして難しくもない治療で、医者という名の野巫《ヤブ》によって殺される患者もいる。

主治医の誤診で改善しないまま、他の病院を回り、治療薬を貰うも治らないばかりか、ひどい場合は、処方された薬によって致命傷を残し、ショック死を起こしたりするケースもある。

このような医療の現状を鑑《かんが》み、ここに、明日の医療を切り拓《ひら》く最新治療を紹介する。

希望の最新医療

第一の肺癌治療

早期発見・チーム医療・ロボット手術・肺移植・話題の新薬まで

2016年　10月28日　初版第1刷発行

編　者　桜の花出版 取材班

発行者　山口春嶽

発行所　桜の花出版株式会社

〒194-0021　東京都町田市中町1-12-16-401

電話 042-785-4442

発売元　株式会社星雲社

〒112-0005　東京都文京区水道1-3-30

電話 03-3868-3275

印刷・製本　　亜細亜印刷株式会社

ISBN978-4-434-22510-9 C0277